方药中 著

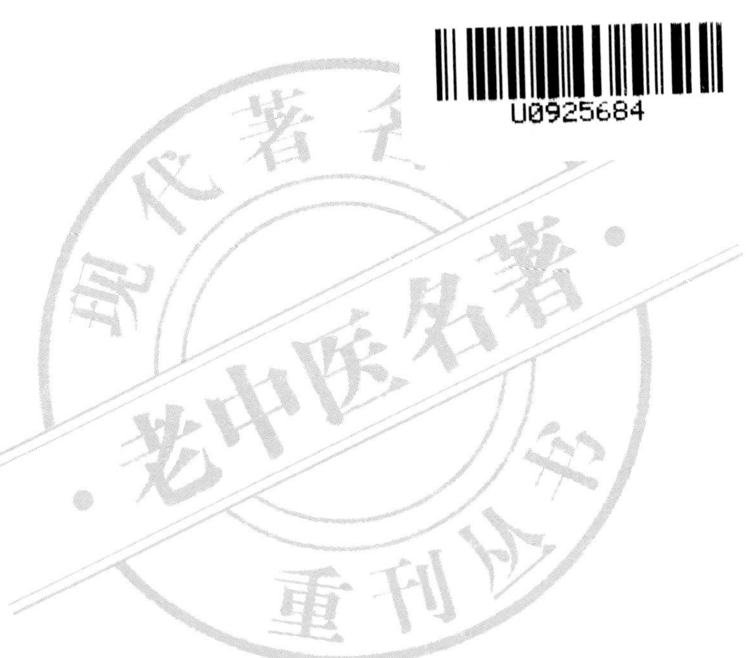

第四辑

现代著名老中医名著重刊丛书
方药中论医集

辨证论治
研究七讲

人民卫生出版社

图书在版编目（CIP）数据

辨证论治研究七讲 / 方药中著 . —北京：人民卫生出版社，2007.10
（现代著名老中医名著重刊丛书　第四辑　方药中论医集）
ISBN 978-7-117-08639-4

Ⅰ.辨…　Ⅱ.方…　Ⅲ.辨证论治—研究　Ⅳ.R241

中国版本图书馆 CIP 数据核字（2007）第 049314 号

人卫社官网	www.pmph.com	出版物查询，在线购书
人卫医学网	www.ipmph.com	医学考试辅导，医学数据库服务，医学教育资源，大众健康资讯

现化著名老中医名著重刊丛书（第四辑）
方药中论医集
辨证论治研究七讲

著　　者：方药中
出版发行：人民卫生出版社（中继线 010-59780011）
地　　址：北京市朝阳区潘家园南里 19 号
邮　　编：100021
E - mail：pmph @ pmph.com
购书热线：010-59787592　010-59787584　010-65264830
印　　刷：三河市宏达印刷有限公司（胜利）
经　　销：新华书店
开　　本：850 × 1168　1/32　　印张：8.25　　插页：4
字　　数：150 千字
版　　次：2007 年 10 月第 1 版　2022 年10月第 1 版第11次印刷
标准书号：ISBN 978-7-117-08639-4/R · 8640
定　　价：20.00 元
打击盗版举报电话：010-59787491　E-mail：WQ @ pmph.com
（凡属印装质量问题请与本社市场营销中心联系退换）

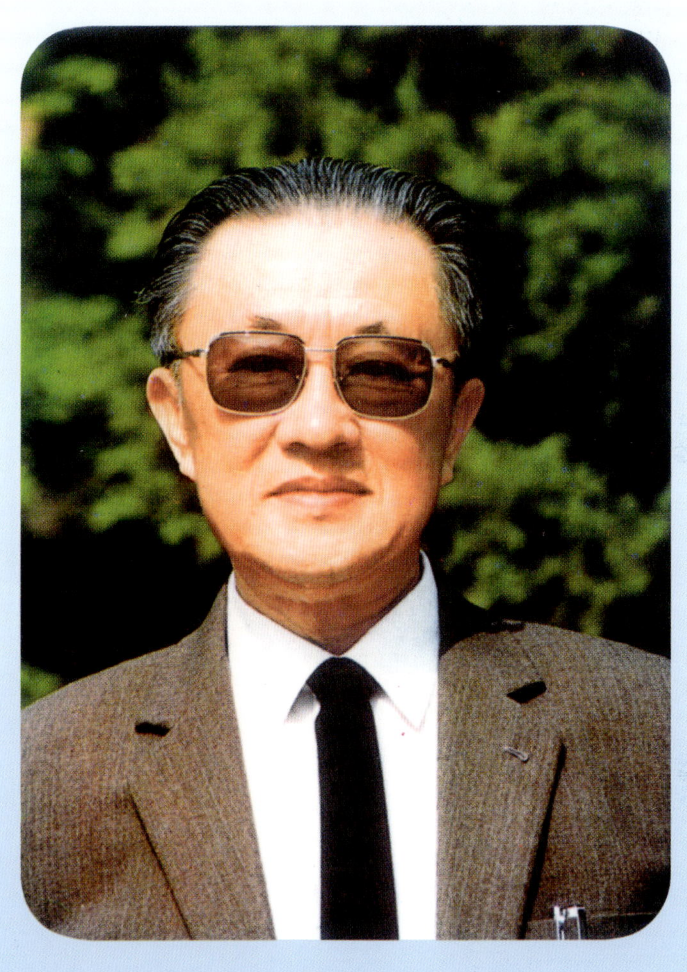

方药中

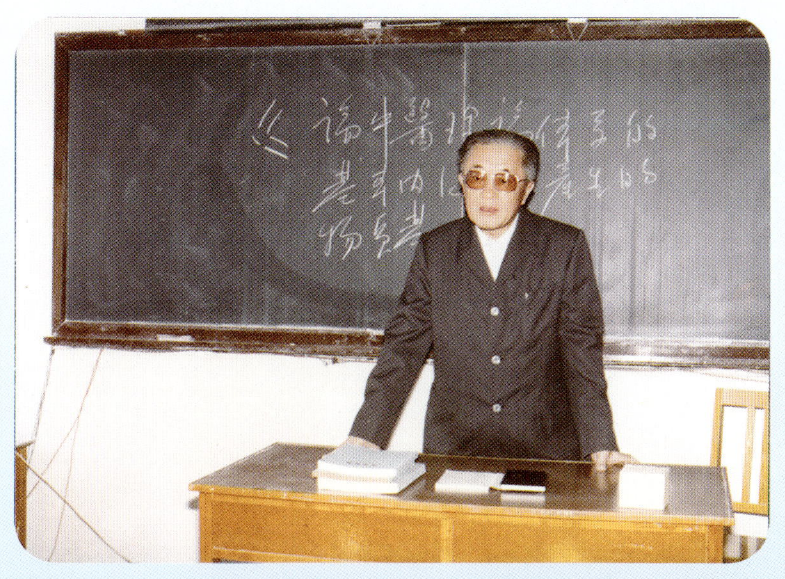

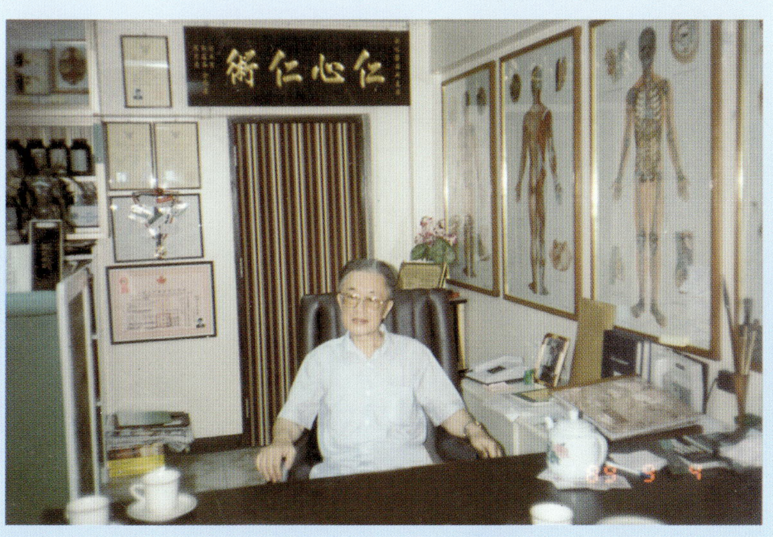
仁心仁術

出版说明

自 20 世纪 60 年代开始，我社先后组织出版了一批著名老中医经验整理著作，包括医论医话等。半个世纪过去了，这批著作对我国近代中医学术的发展产生了积极的推动作用，整理出版著名老中医经验的重大意义正在日益彰显，这些著名老中医在我国近代中医发展史上占有重要地位。他们当中的代表如秦伯未、施今墨、蒲辅周等著名医家，既熟通旧学，又勤修新知；既提倡继承传统中医，又不排斥西医诊疗技术的应用，在中医学发展过程中起到了承前启后的作用。这批著作均成于他们的垂暮之年，有的甚至撰写于病榻之前，无论是亲自撰述，还是口传身授，或是其弟子整理，都集中反映了他们毕生所学和临床经验之精华，诸位名老中医不吝秘术、广求传播，所秉承的正是力求为民除瘼的一片赤诚之心。诸位先贤治学严谨，厚积薄发，所述医案，辨证明晰，治必效验，不仅具有很强的临床实用性，其中也不乏具有创造性的建树；医话著作则娓娓道来，深入浅出，是学习中医的难得佳作，为近世不可多得的传世之作。

由于原版书出版的时间已久，已很难见到，部分著作甚至已成为学习中医者的收藏珍品，为促进中医临床和中医学术水平的提高，我社决定将一批名医名著编为《现代著名老中医名著重刊丛书》分批出版，以飨读者。

第一辑收录 13 种名著：

《中医临证备要》 《施今墨临床经验集》
《蒲辅周医案》 《蒲辅周医疗经验》
《岳美中论医集》 《岳美中医案集》
《郭士魁临床经验选集——杂病证治》
《钱伯煊妇科医案》 《朱小南妇科经验选》
《赵心波儿科临床经验选编》 《赵锡武医疗经验》
《朱仁康临床经验集——皮肤外科》
《张赞臣临床经验选编》

第二辑收录 14 种名著：

《中医入门》 《章太炎医论》
《冉雪峰医案》 《菊人医话》
《赵炳南临床经验集》 《刘奉五妇科经验》
《关幼波临床经验选》 《女科证治》
《从病例谈辨证论治》 《读古医书随笔》
《金寿山医论选集》 《刘寿山正骨经验》
《韦文贵眼科临床经验选》 《陆瘦燕针灸论著医案选》

第三辑收录 20 种名著：

《内经类证》 《金子久专辑》
《清代名医医案精华》 《陈良夫专辑》
《清代名医医话精华》 《杨志一医论医案集》
《中医对几种急性传染病的辨证论治》
《赵绍琴临证 400 法》 《潘澄濂医论集》
《叶熙春专辑》 《范文甫专辑》

《临诊一得录》
《妇科知要》
《中医儿科临床浅解》
《伤寒挈要》
《金匮要略简释》
《金匮要略浅述》
《温病纵横》
《临证会要》
《针灸临床经验辑要》

第四辑《方药中论医集》6种名著：

《辨证论治研究七讲》
《中医学基本理论通俗讲话》
《医学三字经浅说》
《温病条辨讲解》
《医学承启集》
《黄帝内经素问运气七篇讲解》

这批名著原于20世纪60年代前后至80年代初在我社出版，自发行以来一直受到读者的广泛欢迎，其中多数品种的发行量都达到了数十万册，在中医界产生了很大的影响，对提高中医临床水平和中医事业的发展起到了极大的推动作用。

为使读者能够原汁原味地阅读名老中医原著，我们在重刊时采取尽可能保持原书原貌的原则，主要修改了原著中疏漏的少量印制错误，规范了文字用法和体例层次，在版式上则按照现在读者的阅读习惯予以编排。此外，为不影响原书内容的准确性，避免因换算造成的人为错误，部分旧制的药名、病名、医学术语、计量单位、现已淘汰的检测项目与方法等均未改动，保留了原貌。对于犀角、虎骨等现已禁止使用的药品，本次重刊也未予改动，希冀读者在临证时使用相应的代用品。

人民卫生出版社
2007年8月

方药中先生生平与学术成就

1921年农历10月14日，方药中先生生于四川省重庆市。幼时先读三年经书，后入重庆市巴蜀小学。1940年在重庆市兼善中学高中毕业。毕业后考取重庆市邮局作邮务员。同年，拜门于清代著名医家陈修园后裔、京都“四大名家”之一的陈逊斋先生门下学习中医。为了维持生活并腾出白天时间学医业医，先生不得不在邮局作长达十年的夜班。1944年出师后，取得“中医师”资格证书和重庆市执业证书，开设了“方药中诊所”。主治脾胃病兼及内、妇、儿、针各科。从1944年起，先生开始在《国医药月刊》等中医杂志上发表文章，论述中医理论，反对借“中医科学化”之名，行“中医西洋化”，亦即消灭中医之实。1951年，调至西南卫生部中医科工作。1952年以“中学西”身份，考入北京大学医学院医疗系，系统学习西医五年。在学期间，陆续发表论述中医学术体系、介绍中医经典著作的多篇论文，并完成了第一部专著《医学三字经浅说》。1957年北医毕业后，分配到中医研究院从事临床、教学和科研工作。50、60年代，他承担了卫生部举办的“西学中”高级班的教学工作，并先后承担了北京各大医学院所举办的“西学中”班教学工作，讲授《内科学》、《方剂学》、《中医基础理论》、《伤寒论》、《金匮要略》以及《内经》运气学说等，并写成专著《中医学基本理论通俗讲话》。在临床方面，先后从事大叶性肺炎、肝硬化腹水的临床诊治和研究。60、70年代，曾多次参加医疗队，长期深入到甘肃、山东、山西、新疆等边远贫困地区、灾疫区参加浮肿干瘦病、丝虫病、布氏杆菌病的救治工作，多次被评为“先进工作者”。1971年回京后参加筹建举办全国中医研究班工作，后参加创建并长期主持了中医研究院研究生班、研究生部的工作。作为中医首批硕士、博士研究生的指导教师，先后指导五十余名研究生。1979年，出版专著《辨证论治研究七讲》。1983年加入中国共产党。同年出版专著《黄帝内经素问运气七篇讲解》（与许家松合著）获1989年国家中医药局科技进步一等奖。1985年，与黄星垣等主编出版《实用中医内科学》。1986年编著出版《温病条辨讲解》（与许家松合著）。1986～1990年主持并完成国家“七·五”攻关课题《著名中医方药中对慢性肾功能衰竭的诊治经验研究》，获1991年国家中医药局科技进步三等奖。1990年被国务院授予首批国家级有突出贡献的专家。同年，获“阿尔伯特·爱因斯坦”世界科学奖荣誉证书。1993年，出版论文集《医学承启录》。1995年3月3日病逝于北京，享年74岁。

先生生前任中国中医研究院研究员、博士生导师、中国中医研究院研究生部主任、西苑医院副院长。国家科技进步奖评审委员会委员、国家自然科学基金评审委员会委员、国务院学位委员会学科评议组成员、卫生部药典委员会委员、药品评审委员会委员、中华全国中医学会常务理事等职。

方药中先生是一位在中医理论、临床、教育、科研等方面作出了全面发展、开拓与创新的著名医家。其学术贡献主要有以下五个方面：

一、一位有创见的中医理论家

1. 对中医理论体系的完善与全面论述：从20世纪40年代先生从医之日起，就不断著文坚持中医学有其固有的理论体系，并有效地指导着中医的临床。在1959年完成的专著《中医学基本理论通俗讲话》中，较全面地论述了中医理论体系的基本内容。1983年发表论文《论中医理论体系的基本内涵及其产生的物质基础》，从八个方面对这一体系作了全面论述与构建：①中医学的指导思想——整体恒动观；②中医学的理论基础——气化论；③中医学对人体生理和病理的认识——脏象论；④中医学对疾病病因与发病的认识——正邪论；⑤中医学对疾病病机的认识——求属论；⑥中医学诊断治疗疾病的主要方法与特点——辨证论治；⑦中医理论产生的物质基础——"候之所始，道之所生"；⑧中医学的论理工具——阴阳五行学说。这在中医学术界属首次从系统的角度，对中医理论体系的构成要素及其作用、地位、相互关系、结构所作的一次全面、系统、明确的表述，突破了长期以来认为中医学理论体系由"整体观"和"辨证论治"两方面组成的简约表述。先生认为，中医学的发展与创新必须遵循中医学的理论体系。

2. 对中医气化学说的整理、提高与再认识：中医气化学说是论述自然气候变化规律与生命活动、人体健康与疾病相应关系的理论。集中见述于《黄帝内经素问》"运气七篇"之中。其篇幅约占《素问》全书的三分之一。由于文字古奥、简约、且广泛涉及天文、气象、地理、物候、历法等多学科知识，历来被视为是中医的"天书"，高深莫测，长期被尘封。先生从50年代开始讲授"运气七篇"。80年代，历时四年有余，与许家松合著成《黄帝内经素问运气七篇讲解》一书，凡八十一万余言。该书的特点有三：第一，解读全文。作到逐句讲解，逐段述评，逐篇小结。作到不遗漏，不避难点、疑点，并在比较历代医家观点的基础上，进行评介，提出个人认识。该书被十余名著名中医专家评为自唐代王冰补注"运气七篇"以来的第一个全文讲解本。对中医理论与文献研究方法作了新的尝试。第二，整理其理论体系，发掘其理论实质与核心。全书总结了对“运气七篇”的理论体系，提出：自然气候自身存在着一个自稳调节机制，人与自然相通相应，也存在着自稳调节机制。“人与天地相应”才是气化学说的核心与精华。对气化学说的研究，应该突破对“五运六气运算格局”的现代气象验证这一局限，发掘和研究其实质与核心。第三，重新认识和评价中医气化学说及其在中医学中的地位。提出：中医学主要是从“气化”的角度来认识生命过程，人体生理、病理，疾病的诊断，治疗，养生康复等，因此，气化学说实属于中医学理论基础地位，体现了中医学的理论特点。

二、对辨证论治提出创新模式的一代名医

辨证论治是中医诊断和治疗疾病的主要方法与特点。古代医家对辨证论治的模式不断进行了丰富、创新与规范，先后创建了六经证治体系、三焦——卫气营血证治体系以及八纲、脏腑等辨证方法。先生认为，新的时代要求我们在继承前人经验的基础上，进行新的规范，探索新的模式以发展辨证论治。70年代，先生出版了中医第一部辨证论治专著——《辨证论治研究七讲》，对“辨证论治”模式提出了新的设计——辨证论治七步。后简化为五步，这五步是：第一步，按脏腑经络理论对疾病进行“定位”。第二步，从阴阳、气血、表里、虚实、风、热（火）、湿、燥、寒、毒对疾病进行“定性”。第三步，“必先五脏”，即在上述定位、定性的基础上，辨析出反映疾病本质的主要病理变化，完成“辨证”，提出中医诊断。第四步，“治病求本”，即找出相应的治法和方、药。第五步，“治未病”，即根据中医“五脏相关”的整体观，通过调节相关的未病脏腑，协助治疗已病脏腑，进行整体调控以提高疗效。随着时代进步，中医诊治的多是被西医明确诊断的许多疾病。中医如何探讨经西医“辨病”而又能充分体现中医“辨证论治”特点的辨病与辨证论治相结合的诊治模式，已成为中医临床无法回避和亟待解决的问题，也是中医辨证论治发展创新的一大关键。目前通行的“辨证分型定方”难以充分体现中医的整体恒动观和辨证论治优势。为此，在主持“七·五”国家课题《著名中医方药中对慢性肾衰的诊治经验研究》中，先生以“慢性肾衰”为例，设计了《慢性肾功能衰竭诊断治疗常规》。《常规》经过院内外临床验证，不但疗效领先，而且能较充分地体现中医辨证论治的优势和特点，并切实可行。为西医辨病和中医辨证论治相结合的诊治模式，提出了新的思路和设计，为中医辨证论治的发展与创新，作了新的探索。

在长达半个多世纪的从医生涯中，先生一生从不脱离临床，重点从事肝肾病的诊治研究。他创制的肝肾系列方中的黄精汤、苍牛防己汤，肾病系列方中的参芪地黄汤等，屡用屡验，久用不衰，成为一代名医留下的一份传世之宝。

三、中医研究生教育的开拓者、奠基者和一代宗师

教书育人伴随先生一生。从50年代教授西学中班到70年代开创研究生教育，先生为中医高级人才的培养倾注了一生的心血，铸成金针度人。1978年中医开始招收研究生，而对中医研究生要学什么、怎么学、培养什么样的人才，可谓史无前例，无可借鉴。先生遵循中央提出的“系统学习、全面掌握、整理提高”的一贯方针，在浩如烟海的中医典籍中，选取了《内经》、《伤寒论》、《金匮要略》、《温病条辨》四部古典医著的研读作为主干课程，以《中医各家学说研究》加以串连，以《临床系列专题》重点讲授当代新理论、新经验、新成果，共同组成中医研究生的课程体系。在学习方法上，提出“自学为主，提要勾玄”的教学方法。在培养模式上，提出了“懂理论、会看病、能讲会写”以培养适应性强的通才为主的人才培养模式。在培养途径上，采取课堂集中讲课与导师分散培养相结合。特别值得提出的是，他倡导学术开放、学术争鸣和宽松的学术空气，不搞一言堂。在艰难的物质条件下，靠自己的学术威望，遍请了近百名全国一流中医和中西医专家来班讲学交流和会诊，大大扩展了研究生的眼界和思路，大大提高了研究生班的学术地位，成为研究生教育的一面旗帜，被誉为“中医之黄埔”。他作为指导教师，培养出的大批博、硕士生，已成为中医教育、临床、科研管理的栋梁之材而遍布全国。

四、力主中医传统科研方法应与现代方法并举并重，为传统研究方法争得一席之地

先生从来不反对运用现代方法从事中医研究工作。他自己就学习了五年西医。但是反对忽视和取代中医传统方法。这是因为：其一，中医学的精深理论和丰富经验，都是运用传统方法研究和总结出来的。所谓“传统方法”，结合临床，也就是以整体恒动观为指导思想，把天地人作为一个统一整体，以“外候”为依据，以辨证论治为方法，认真收集和分析总结人体健康与疾病的变化规律与证治规律。其二，由于生命活动和疾病的极度多样化和复杂化，在中西医面前，对许多生命现象和疾病，还不能作出科学的说明，提出有效的诊治方法，未知的领域还很多。中医学从宏观入手，认真分析总结“证候”，提出的诊治手段和方法相对有效，具有优势。其三，我国是一个发展中国家，具有现代科研设备和能力的机构与人员相对集中并占少数。如果把广大中医工作者从临床出发，运用传统方法总结新经验、新认识摒弃于科研大门之外，不但脱离现实，而且会铸成错误。因此，先生从七八十年代起，就为中医科研中传统方法的运用和合法地位不断呼吁。1988 年国家中医管理局召开了“全国中医药传统科研方法研讨会”。会上，先生和中医前辈们一致呼吁和坚持，终于为中医传统科研方法争得一席之地。

五、一位坚定无畏的中医卫士

从 1944 年起，先生就著文指出，打着“中医现代化”的幌子，行消灭中医之实是“中医界的最大危机”。先生一生为维护中医大业仗义执言，刚正不屈，在中医界享有“中流砥柱”的威望。“文革”后期，“批林批孔批五行”的逆流扑面袭来，重重地撞击了先生忠诚中医的惓惓之心。先生认为，中医的理论与实践，虽来源于实践，但是，是借助于阴阳五行作为论理方法来进行总结和表述的。批五行废五行的实质是消灭中医。为此，先生不顾个人安危，奋笔疾书，发表了《评五行学说及其对中医学正反两方面的影响》一文。文中尖锐地指出，这“不是一场单纯的学术争论”，“是向中医学丰富的理论和宝贵的临床经验的进攻，企图以达到废医存药的罪恶目的”。其横眉怒对，浩然正气，犀利文笔，跃然文中。

在现代中医学史上，先生作为一位有创见的中医理论家，一位对辨证论治作出创新发展的一代名医，一位中医研究生教育的奠基人、开拓者和一代宗师，一位为捍卫中医大业不屈奋战的坚定卫士留下了自己的名字——方药中。

文以弘道，文以卫道

——《方药中论医集》妻序

《方药中论医集》是从现代著名中医学家方药中先生从医五十余载所写诸多医著中精选而成。

先生自1940年步入杏林以来，怀着对中华文明的民族尊严和对中医瑰宝的赤诚之心，精研岐黄，一生沉潜于方药之中，且笔耕不辍。作为一位有创见的中医理论家，在中医理论研究方面，他首次全面、系统地论述了中医学理论体系的基本内涵及其理论框架。首次全文诠释了中医理论中最艰深的部分——《黄帝内经素问》“运气七篇”，并在此基础上，提出“气化学说”是中医学的理论基础和理论特点。作为一代名医，他对辨证论治的模式提出了创新设计，并有效指导临床，起沉疴救危厄，给我们留下了屡用屡验的肝肾系列方。作为中医研究生教育的奠基人、开拓者和一代名师，他对中医高级人才的培养，从学习内容、方法到培养模式作了基础性工作和开拓性实践，培养出一大批中医的栋梁之材。作为中医事业坚定无畏的一名卫士，他不顾个人安危与得失，在逆流中著文为中医呐喊疾呼。这一切，均见于他的论著之中。先生讲理论，长于溯本求源，融会贯通、落实临床运用并能推陈出新，自成一家；论辨证，坚持“言必有征，无征不信”，强调理法方药的一致性；述经验，必验之于临床病例，并上升到总结证治规律。学术论争，说理透彻，义正词严，文笔犀利，气势宏阔，颇具孟轲文风。“孟轲好辩，孔道以明”。其论战文字，亦实属捍卫中医大业，不得不辩，弘道卫道而为之。综上所述，《方药中论医集》所收数百万言论著，无一不是用心血写成。先生之文，文以弘道，先生之文，文以卫道。

《方药中论医集》共六卷，包括《医学三字经浅说》、《中医学基本理论通俗讲话》、《辨证论治研究七讲》、《黄帝内经素问运气七篇讲解》，《〈温病条辨〉讲解》、《医学承启集》共六部专著。兹分别简介如下：

1.《医学三字经浅说》：《医学三字经》为清代著名医家陈修园所著。内容广泛，从医学源流到内、妇、儿各科疾病的诊治。由于用喜闻乐见的“三字”韵语写成，易诵易记，流传甚广，但内容和文字简约，指导临床尚有不足。方药中先生在20世纪40年代师从陈修园后裔著名中医陈逊斋先生，对陈门学术有深刻理解。50年代，先生在北京大学医学院学习西医之际，抱着“他山之石，可以攻玉”的态度，吸取西医的一些方法，来解读中医古籍，著成《医学三字经浅说》一书。该书以原著论列的疾病为纲，从病因、病机、症状证候、诊断、治疗、预后、预防等方面，博引近百种历代中医文献，进行系统整理和全面阐释。在治疗方面，补列了五百余首常用方剂，还补充了针灸治疗。实际上，《浅说》已将原书扩展成以内、妇、儿、针各科常见病、多发病的一部临床必备书。由于资料丰富，论述系统全面，具有很强的实用性。出版后十分畅销，成为中医师的临床必备书和西学中教材。80年代，作者对全书进行了较大修改和补充，出版了“修订版”。此次是在“修订版”的基础上，对文献出处等作了一些补充和修正。

2.《中医学基本理论通俗讲话》：此书是方药中先生全面

系统论述中医学基本理论的一本专著。该书原是先生在 50、60 年代为北京各大医学院、所“西医学习中医班”讲授中医基础理论而写的一本教材，经整理由内部印刷成多种单行本，流传甚广。由于历史原因，未能正式出版。书中从阴阳五行、天地人合一，藏象、经络、精气神、病因、病机、治则等八个方面对中医基本理论作了全面、系统论述。书中突出“天地人合一”的中医理论特色，对自然规律与人体生理、病理、疾病诊治、养生方面的密切关系所作论述尤有卓见和新意。该书说理深入浅出，表达通俗易懂，密切结合临床，是学习和理解中医基础理论的一部优秀的基础读物。

3.《辨证论治研究七讲》：该书是方药中先生研究辨证论治的一部专著，也是中医辨证论治研究的第一部专著。辨证论治是中医诊断治疗疾病的主要方法、特点和优势所在。因此，对辨证论治的理解、掌握也就成为中医提高临床疗效的关键所在，也是中医学发展和创新的关键所在。该书系统论述了辨证论治的概念、理论基础和基本精神。在继承和汲取前人各种辨证论治方法和优点的基础上，提出了辨证论治规范化、程序化的新模式——辨证论治七步。“七步”融外感内伤辨证于一系，汇理法方药于一体。书中对临床辨证的具体内容、步骤和方法一一论列，并以先生临床医案作出具体运用示范。该书以说理深入浅出、提出创新设计、紧密指导临床应用为特点。是中医工作者学习、掌握和研究辨证论治，提高临床疗效的一部必读书。

4.《黄帝内经素问运气七篇讲解》：中医气化学说是中医学的理论基础和理论特点。其内容集中见述于《黄帝内经素问》“运气七篇”之中，约占《素问》篇幅的三分之一。由于其内容博大深奥，文字简约，并涉及多学科知识，历来被认为是《内经》中最艰深的部分。该书对“运气七篇”进行了全面、系统的研究与论述。“总论”部分对“运气七篇”的指导思想、自然观、生理病理观、病因病机论、诊治法则、方药理论、运气计算方法及其在医学中的运用、运气学说在中医学中的地位和评价，作了全面系统的概述。“各论”部分对“运气七篇”原文逐句加以解释，逐段进行述评，逐篇作出小结。对全文中的难点、疑点和有争议的问题，在比较分析历代医家注释的基础之上，提出作者见解。全书对“运气七篇”总结其理论体系，揭示其科学内涵、精神实质和精华所在；阐述其临床指导意义；客观评价其在中医学中的地位与影响。该书被多位著名中医学家誉为自唐代王冰补注“运气七篇”以来的第一全文讲解本，对中医理论和文献研究进行了开拓创新性研究。获国家中医药管理局1989年科技进步一等奖。该书为方药中、许家松合著。

5.《温病条辨讲解》：《温病条辨》一书，系清代著名医家、“温病四大家”之一的吴瑭（鞠通）所著，流传甚广。在温病学诸多著作中，堪称是一部全面、系统、集大成、有创新、切实用的温病学专著。中国中医研究院自1978年招收首届研究生以来，即将《温病条辨》列入系统学习的四部古典医著之一，并作为研究生专业必修课的一门学位课程。《温病条辨讲解》就是作者在长期给研究生讲授《温病条辨》的基础上写成的。全书设总论和各论两部分。在“总论”中系统介绍了中医学对传染病的认识并评述伤寒与温病学派之争。对温病学的源流与发展、伤寒与温病的关系及全书基本内容作全面介绍。在“各论”中一是对《温病条辨》原文逐条进行了讲解。二是设“临证意义”，提示辨证和运用的要点。三是列“临床运用举例”，选录了吴瑭本人和现代十余位著名中医运用《温病条辨》理法方药诊治疾病的精彩医案，也收录了作者医案，作为例证，以助学以致用。此书为方药中、许家松合著。

6.《医学承启集》：该书是方药中先生业医五十年医学论文中的精品之作。在理论研究部分，对中医理论中的重大问题，如：中医学理论体系的基本内涵、气化学说、脏象学说、阴阳五行、伤寒与温病学派之争等，均进行了系统整理、精辟论述和深入研究。有些学术观点，如中医理论体系的基本内涵，在中医学术界系属首次提出。这些论文，不但反映了先生精深的学术思想，而且确属现代中医理论研究方面的高水平之作，并在国内外产生了广泛影响。在临床研究部分，对中医辨证论治的模式，提出新的设计和论证，并以个人验案说明其具体运用。对中医辨证论治的发展、研究和规范化具有指导意义。先生对肝炎、肝硬化腹水、慢性肾功能衰竭等疑难病症的诊治经验，不但疗效显著，并形成了系列方药。对“慢性肾衰”的诊治研究，属国家攻关课题，疗效居国内先进水平，并获国家中医药科技进步奖。对临床经验的阐述，文中不停留在一方一药和个案介绍，而是遵循中医理论体系，系统总结中医诊治规律，不但示人以方药，而且示人以规矩，便于指导后学。在杂文和商榷文字部分，有的文章，如《论五行学说》一文，是在“文革”批五行的特殊历史条件下写成的。先生挺身而出，据理力争。从中反映了先生坚定维护中医学这一中华文化瑰宝的耿耿忠心和勇气。总之，本书在理论研究部分，作到了溯本求源，系统整理，阐发提高，并形成了个人学术体系。在临床研究部分，作到了总结诊治规律，严格临床验证，理法方药一致。该书对中医学的继承、发扬与创新具有承前启后的作用。

此次对上述六本著作的整理，主要作了以下工作：①对原书稿中所引用的文献，补充了文献出处，核对了原文，作了勘误；②收集、整理、补进了从未收入的文章，如 1944 年发表的《目前中医界的一个最大的危机——一般人所说的中医科学化》，1994 年写的《中医理论体系的发展》等，使论著的时间跨度达五十年之久；③对我们合写的论著在内容上作了一些修改和补充；④对全部书稿从文字上、体例上作了一些技术上的处理；⑤每本均配加了与著作年代同时的照片，其中如先生与陈逊斋先生的合影，据说是著名中医陈修园之后裔陈逊斋先生仅存的一张珍贵照片了。

把一生论著勒成一部，是先生心存久远的一大夙愿。多年来，我也不断收到读者来信，要求购书、寄书、甚至帮助复印书。因此这也是广大读者的诉求。怀着对先生绵绵无尽的思念、敬佩和责任感，支持我在已近古稀之年，不避寒暑、夜以继日、一字一句地完成了这二百余万言书稿的整理工作。在书稿的整理过程中，我更加领悟到中医理论的博大精深和中医经验的珍贵丰厚。我深深感受到了先生对中医学发展的高瞻远瞩、深谋远虑和睿智求实的良苦用心。在那气势浩荡，行云流水般的文字中，先生那心正口直、性刚气豪的性格跃然纸上。我屡屡被他那一颗为中医而跃动着的赤胆忠心而感动得热泪夺眶……。一句话，先生著作，心血凝成。文以弘道，文以卫道，文如其人。

现在，先生夙愿终于得以实现了。书成之日，我将捧上《方药中论医集》敬献于先生墓前告慰先生：《方药中论医集》是您留给杏林的一方完璧，也是您眷恋的爱妻为您献上的一个永不凋谢的花环。

《方药中论医集》承蒙人民卫生出版社胡国臣社长的慨然承允，中医出版中心主任、编辑的全力支持才得以顺利出版。

在此谨致以深深的感谢。

我的学生马晓北博士，在紧张的工作中帮我打印文稿，查找文献并校稿，李洪涛硕士帮助校稿，在此一并致谢。

许家松

2007年8月于北京西苑

前　言

当前，“辨病”与“辨证”相结合，几乎已公认是中西医结合工作的重要措施之一，是当前中西医结合工作的较好形式。但是由于当前在“辨证”方面，对“证”字的理解还并不一致，因而对“辨证论治”以及如何进行“辨证论治”的认识也就很不统一，甚至相当混乱，直接影响了当前的医疗、教学和科研工作，也直接影响了中西医结合工作中“辨病”与“辨证”相结合这一个较好的中西医结合形式的正常开展。为了逐步统一对“辨证论治”及如何进行“辨证论治”的认识，我愿意就这个问题提出自己的一些看法以及临床上究竟应如何进行“辨证论治”的初步设想，因此特撰本书以纠正读者。

中医的“辨证论治”，是建立在中医学基本理论体系的基础之上的。中医学的指导思想是整体观，因此我在本书的第一讲中重点谈中医学的整体观问题。中医学的理论基础是藏象学说，由于对藏象的理解，现在还有争论，因此我在第二讲中着重谈我个人对藏象的认识和理解，对某些内容提出了我自己的解释和讨论。中医学临床上的诊断治疗手段是辨证论治，由于现在对辨证论治的涵义及如何进行辨证论治这个问题上现在还很不统一，因此我在第三、四、五讲中着重谈了我自己对“辨证论治”的理解，并根据《内经》病机十九条的基本精神提出了辨证论治七步设想，并在第六讲中介绍了我自己运用的实际经验。在第七讲中提出了中西医结合病历的相应要求。这样就从指导思想、理论基础到临床具体运用比较系统地提出了我自己的想法和看法。

本书的主要内容，近十多年来我曾以之作为讲稿在我院中医研究生班及多处西学中班上讲过，一般反映尚可。为了能更广泛的征求意见，因此重新加以整理成册。希望本书出版后，能够成为引玉之砖，引起讨论，从而使“辨证论治”及如何进行辨证论治这个大问题能够逐步地明确起来，以期有助于中西医结合工作的正常开展。限于我自己的水平，错误一定很多，主观之处尤为难免，衷心希望能够得到读者的批评和指正。

方药中

1978年11月

于北京中医研究院

目　　录

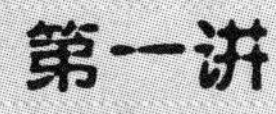

第一讲 谈中医学的整体观

中医学是我国古代劳动人民在长期生产、生活及与疾病作斗争的实践进程中，逐渐积累经验，并逐渐形成的一门自然科学。其指导思想我认为那就是古人在长期的生产、生活及与疾病作斗争的实践过程中所逐渐形成的一套整体观。《淮南子》谓："古者民茹草饮水，采树木之实，食蠃蚘之肉，时多疾病毒伤之害，于是神农乃教民播种五谷、相土地、宜燥湿肥墝高下，尝百草之滋味、水泉之甘苦，令民知所辟就，当此之时，一日而遇七十毒。"（卷十九修务训）刘恕谓："民有疾病，未知药石，帝始味草木之滋，尝一日而遇十二毒，神而化之遂作方书，以疗民疾、而医道立矣。"（《通鉴外记》）我国现存的第一部古代医学著作《黄帝内经》（以下简称《内经》）是一部我国古代人民与疾病作斗争的经验总结性著作。高保衡、林亿在《内经》序中明确指出，《内经》之作是古人"上穷天纪，下极地理，远取诸物，近取诸身，更相问难”（《重广补注黄帝内经素问·序》）而成。《内经》一再强调了研究医学必须要“上知天文，下知地理，中知人事”（《黄帝内经素问·气交变大论》），“通天之纪，穷地之理”（《素问·六元正纪大论》），“故治不法天之纪，不明地之理，则灾害至”（《黄帝内经素问·阴阳应象大论》）。《黄帝内经素问》（以下简称《素问》）中六元正纪大论篇、气交变大论篇、阴阳应象大论篇，强调在采集病史、诊断治疗上的全面性，明确指出：“凡欲诊病者，必问饮食居处，暴乐暴苦，始乐后苦……必问贵贱，封君败伤，及欲侯王。故贵脱势……始富后贫，……必知终始，……当合男女。离绝菀结，忧恐喜怒……”（《素问·疏五过论》），强调治疗要“必知天地阴阳，四时经纪，五脏六腑，雌雄表里，刺灸砭石，毒药所主，从容人事……审于分部，知病本始”（《素问·疏五过论》）。明·方孝孺更进一步指出：“天下之疾，万变无穷，而风气古今之殊，资禀厚薄之异，服食之品，劳逸之差，静燥之度，奉养，嗜好，居处，习业，所遭之时，所遇之变，人人相悬也，苟非深思博考以周知其故，而欲按既试之法，铢比两较之，以治人之疾，此奚异用乡射之仪于临敌制变之顷哉，其取败必矣。”（《逊志斋集·原医》）从上面这些论述，我认为不但可以十分明确地说明中医学是来自于古代劳动人民长期的生产、生活及与疾病作斗争的实践经验，也十分明确地说明了在古人的实践经验基础之上所逐渐形成的对疾病认识上的整体观，并成为中医学中的理论指导思想。

由于整体观是中医学中的理论思想基础，因而整体观也就贯穿到了中医学辨证论治的各个方面，因此我们在研究辨证论治时必须首先加以讨论。

一、天地一体观

“天地一体”，就是说天地是一个整体。“天”、“地”，古人是指整个自然界而言。《内经》谓：“天地者，万物之上下也。”（《素问·阴阳应象大论》），“天地之间，六合之内，其气九州九窍、五脏、十二节，皆通乎天气。”（《素问·生气通天论》）明确地指出了“天地一体”。这也就是说，自然界的一切现象，它们之间都是相互影响、相互联系、相互依存而不是孤立的存在。体现天地一体最显著的，古人认为这就是天地间季节和气候的变化，这也就是中医学中的四时六气学说。

（一）四时一体

“四时”就是指每年的春、夏、秋、冬。这四个季节，众所周知各有特点，春温春生、夏热夏长、秋凉秋收、冬寒冬藏。所谓春温春生，也就是指在春天里气候又开始温暖了，一切枯萎了的树木又开始萌芽生长，冷冻了的土地和河水也解冻了，蛰藏着的小生物又开始活动起来了，整个自然界中充满了一片新生的现象。所谓夏热夏长，也就是指在夏天里，气候比较炎热了，一切植物都长得十分茂盛，各种生物活动也都更加活跃，整个自然界充满了一片欣欣向荣的景象。所谓秋凉秋收，也就是指在秋天里，气候又开始转清凉了，植物生长的果实都成熟了，可以收取了，茂盛的树木又开始凋落了，许多生物的活动也开始减少了，整个自然界中出现了一片收敛的现象。所谓冬寒冬藏，也就是指在冬天里，气候又转为寒冷了，多数植物也枯萎了，河水也冻结了，许多小生物又重新蛰伏躲藏起来，停止活动了，整个自然界中的许多生命现象，好像藏伏起来一样。春温春生，夏热夏长，秋凉秋收，冬寒冬藏，是一年四季的各自独有的特点。但是，它们实质上却又是一个不可截然划分的整体。因为只有有了春温春生，才有夏热夏长，才有秋凉秋收，才有冬寒冬藏。《内经》谓："夫气之生，与其化衰盛异也。寒暑温凉盛衰之用，其在四维。故阳之动，始于温，盛于暑；阴之动，始于清，盛于寒。春夏秋冬，各差其分。故《大要》曰：彼春之暖，为夏之暑，彼秋之忿，为冬之怒，谨按四维，斥候皆归，其终可见，其始可知。"（《素问·至真要大论》）明确地指出，这四个季节的变化是连续的，是在原有基础之上发生发展起来的，没有温热，也无所谓寒冷，没有生长，也无所谓收藏，也就无所谓第二年的再生长。正因为四季是一个不可分割的整体，所以才会有温热寒凉、生长收藏的消长进退变化；正因为有了温热寒凉、生长收藏的消长进退变化，所以才产生了生命，有了生命也才可能正常的发育和成长。

（二）六气一体

“六气”其含义之一就是自然界中风、寒、暑、湿、燥、火六种气候。空气流动就是风，气候寒冷就是寒，气候炎热就是暑或火，气候潮湿就是湿，气候干燥就是燥。这六种气候，基本上是在一年四季气候消长进退变化中产生出来的，所以这六种气候也是自然界应该有的正常现象。而且直接影响着生物的成长和变化，缺一不可。如果没有风，万物就不能萌芽生长；没有暑和火，万物就不能欣欣向荣；没有湿，万物就得不到正常的滋润；没有燥，自然环境就会过度潮湿；没有寒，万物就不能得到闭藏和安静，就会影响到来年的再生再长。《内经》说：“燥以干之，暑以蒸之，风以动之，湿以润之，寒以坚之，火以温之。”（《素问·五运行大论》）明确地说明了六气虽然是由于自然界气候变化所产生，各有特点，但是它们之间是互相作用的、互相调节的。因为自然界中有了六气的变化，所以才有一年四季的温、热、寒、凉和生长收藏的消长进退。因为有六气的变化，所以自然界的气候才有可能互相调节以利万物的正常发育生长，并使整个自然界气候形成一个有机的整体。

（三）万物一体

天地间万物，古人认为不是孤立而存在的。自然界中任何物与物之间，都是相互作用，相互影响，并依靠这个相互作用、相互影响而产生新的变化。西周末年史伯就曾说过："和实生物，同则不继，以他平他谓之和。""若以同裨同，尽乃弃矣。"（《国语·郑语》）春秋时代齐国的晏婴也说过："若以水济水，谁能食之？若琴瑟之专一，谁能听之？"（《左传·昭公二十年》）这里所说的"和"，简单地说，就是两种以上不同的事物的协调和统一。"以他平他"的"他"就是指各种事物或一个事物的各个方面的本身。"以他平他"就是指两个"他"互相作用，协调统一，也就是"和"。如果没有各种事物或一个事物的各个方面相互作用，则自然界或自然界中的某一种事物便不能够产生正常的变化或出现应有的效果。以饮食为例，如果没有各方面的互相作用，这个饮食便做不好或者根本做不出来，所谓"以水济水，谁能食之"？以音乐来说，没有音律协调，也就成不了一个乐曲，所谓"若琴瑟之专一，谁能听之"？这也就是所谓"以同裨同，尽乃弃矣"。这种物与物之间的关系，普遍地存在于自然界之中。《内经》说："万物并至，不可胜量，虚实呿吟，敢问其方？岐伯曰：木得金而伐，火得水而灭，土得木而达，金得火而缺，水得土而绝，万物尽然，不可胜竭。"（《素问·宝命全形论》）这就是说这种物与物之间的相互关系和相互作用，普遍存在于自然界之中。于此可见，古人从生活实践中确实是已经认识到天地万物之间，它们是彼此密切相关的，是互相依存、互相制约、万物一体的。这是古人通过当时的生产斗争，在当时的农牧业、手工业生产技术知识及其对当时人们生活和生产中所不可缺少的如金、木、水、火、土等几种物质性质比较深入观察和了解的基础上，对客观世界物质的概括。

（四）成败倚伏生乎动

天地是一体的，四时六气是一体的，万物是一体的，但是这个一体，中医学认为绝对不是静止的一体，而是在不断运动变化中形成。《内经》谓："成败倚伏生乎动，动而不已，则变作矣。"（《素问·六微旨大论》）自然界怎样在运动呢？《内经》中也说得很明确："帝曰：动静何如？岐伯曰：上者右行，下者左行，左右周天，余而复会也。""帝曰：地之为下否乎？岐伯曰：地为人之下，太虚之中者也。帝曰：冯乎？岐伯曰：大气举之也。"（《素问·五运行大论》）这段话如加以释译也就是说：自然界是怎样运动呢？那就是人所居住的地，并不是固定不动的，它是悬挂在太虚之中，同时是不断地自右而左，上下的在转动着，自然界中一切变化，都是由于运动而产生。所以《内经》又说："动静相召，上下相临，阴阳相错，而变由生也。"（《素问·天元纪大论》）没有运动便没有变化，没有生命，因此这个运动是不断的，连续的，永无休止的，所以《内经》又说："帝曰：有期乎？岐伯曰：不生不化，静之期也。……出入废则神机化灭，升降息则气立孤危。故非出入，则无以生老壮老已；非升降，则无以生长化收藏。"（《素问·六微旨大论》）看来，中医学不但认识到了整个自然界是一个整体，而且同时也认识到了自然界的一切变化也都是在不断运动中形成。

二、五脏一体观

五脏就是一般所说的心、肝、脾、肺、肾。中医学认为五脏就是组成整个人体的五个系统，并认为人体所有器官都可以包括在这五个系统之中。这五个系统及其所属器官，虽然各有其独特作用，但是它们之间是密切相关的，是一个不能截然分离的整体。

心肝脾肺肾五脏，每一个脏都有它所属器官，心所属器官为小肠，肝所属器官为胆，脾所属器官为胃，肺所属器官为大肠，肾所属器官为膀胱。除此以外，还有心包络和三焦。以上称十二官，人体所有器官均又分别属于这十二官之下，如舌与心的关系，目与肝的关系，肌肉与脾的关系，皮毛与肺的关系，生殖与肾的关系等等。《内经》说："五脏受气于其所生，传之于其所胜，气舍于其所生，死于其所不胜。"又说："五脏相通，移皆有次。"（《素问·玉机真藏论》）又说："饮入于胃，游溢精气，上输于脾，脾气散精，上归于肺，通调水道，下输膀胱。水津四布，五经并行。"（《素问·经脉别论》）这些话都明确地提出了人体中各个器官的相互关系。关于人体脏腑这里不想讲的太多，只作举例来提，但于此已可以看出，对于人体器官，不论从其各个器官的职司来看，或者是从其相互关系来看，中医学都认为人体内各器官完全是相互关联而不是孤立的一个整体。

三、人与天地相应

“人与天地相应”，这句话出自《内经》，谓：“人与天地相应也。”（《灵枢·邪客》）已如前述，“天地”古人是指整个自然界而言，“相应”则是指自然界中一切变化都可以影响人体并与之相应。但应该说明的是，“人与天地相应”这句话，在中医学中也有两个解释，其一是指自然界中的一切变化都可以直接或间接影响人体生理作用并使之与相适应，例如《内经》中所说的“平旦人气生，日中而阳气隆，日西而阳气已虚”（《素问·生气通天论》），“天暑衣厚则腠理开，故汗出，……天寒则腠理闭，气湿不行，水下流于膀胱，则为溺与气”（《灵枢·五癃津液别》）等等；其二则是以天地间的一些自然现象来解释人体的一些解剖生理病理等现象，认为人身是一小天地，因而把人与天地等同起来。例如《内经》中所说的“天圆地方，人头圆足方以应之。天有日月，人有两目；地有九州，人有九窍……”（《灵枢·邪客》）等等。关于后者，其中有主观唯心之处是明显的，我在本文中所谈的是前者而不是后者，即认为“人与天地相应”这句话，实质上就是指人与天地是一个不可分割的整体，人生长在自然界中就好像鱼生活在水中一样，无时无刻不受到大自然的作用和影响，因此自然界中的一切变化也都可以直接或间接影响人体并使其与之密切适应，这样才是“人与天地相应”这句话的实质所在。“人与天地相应”加以归纳，大致有以下几个方面的内容：

（一）人秉天地正常之气而生存

人的生命是由于天地间正常变化而产生的，如果天地间没有正常变化，人的生命就不会存在。《内经》说：“天覆地载，万物悉备，莫贵于人，人以天地之气生，四时之法成。”（《素问·宝命全形论》）这就是说人是在天地正常作用下而产生的，人是万物中最宝贵的，但他也受着天地间正常变化规律所支配，并顺应着四时变化的规律而完成其生命活动过程。如果天地间变化严重反常，比如说只有火没有水，或者只有寒冷，没有温热，并超过极限，则根本不会产生生命，有了生命也不可能如正常变化中那样正常的发育和成长。

（二）天地变化对人体的影响

1. 季节气候对人的影响

自然界中一切事物都是运动不息并不断地在变化着，其中比较明显的就是季节气候的变化。一年四季气候及作用上的特点，已如前述：春温春生；夏热夏长；秋凉秋收；冬寒冬藏。而这些气候和作用的特点由于人与天地相应，因此它们都直接与人体生理病理密切相关，《内经》中有大量篇幅记述，如：“肝旺于春”，“心旺于夏”，“脾旺于长夏”，“肺旺于秋”，“肾旺于冬”，“春善病鼽衄，仲夏善病胸胁，长夏善病洞泄寒中，秋善病风疟，冬善病痹厥。”“春伤于风，邪气留连，乃为洞泄。夏伤于暑，秋为痎疟。秋伤于湿，上逆而咳，发为痿厥。冬伤于寒，春必温病。四时之气，更伤五脏。”（《素问·生气通天论》、《素问·金匮真言论》）说明了季节气候变化与人体生理和病理上的关系。

2. 晨、昏、昼、夜对人体的影响

晨就是每天清晨，昏就是傍晚，昼就是白天，夜就是夜里。晨、昏、昼、夜是各有特点的，早晨天刚亮，温度上升始转温，亮度上升始转明；白天温度越来越高，亮度上越来越亮；傍晚温度又逐渐降低，亮度上又由明转暗；夜晚温度上更愈来愈低，亮度上也越来越暗。这些特点，中医学认为与人体的生理变化及病理生理变化密切相关。在早上和白天里人体的精神就充沛一些，在傍晚人的精神就开始衰退一些，晚上就需要休息，并认为人体的正气盛衰与晨昏昼夜的变化相应，因而在疾病表现上也有轻重强弱的不同。以发热为例，我们在临床上常见到的现象是早晨多半体温正常，中午以后才逐渐升高，夜晚更重，到了第二天早上又降低。再以我们夜晚工作为例，常常是前半夜还可以，后半夜就较难受，到了早上精神又自然好转起来。这些现象如果从中医学来解释，都是人体中正邪相争，彼此进退的结果。正能胜邪，也就是说人体正常生理调节代偿能力能够战胜疾病因素，那么人就轻快，不一定表现症状，反之则否。而正气的胜衰则又由于人与天地相应的原因，与晨、昏、昼、夜密切相关。这也就是同一条件下而在晨昏昼夜表现各有不同的理由。《内经》说："夫百病者，多以旦慧昼安，夕加夜甚，……春生，夏长，秋收，冬藏，是气之常也，人亦应之，以一日分为四时，朝则为春，日中为夏，日入为秋，夜半为冬。朝则人气始生，病气衰，故旦慧；日中人气长，长则胜邪，故安；夕则人气始衰，邪气始生，故加；夜半人气入藏，邪气独居于身，故甚也。"（《灵枢·顺气一日分为四时》）这些话明显地说明了临床证候表现与人体正气强弱的关系，也说明了晨、昏、昼、夜对人体生理、病理生理变化的密切关系，为中医学人与天地相应学说提供了有力的例证。

3. 风、雨、寒、热、晦、明对人体的影响

风、雨、寒、热、晦、明这些天气的变化，中医学认为都无一不与人体生理及病理生理变化密切相关。例如有些风湿病的病人，天气晴朗，他就觉得轻快一些，一到阴天雨天便马上加重，甚至天气刚一变化，他便有明显的感觉；又例如有些咳嗽气喘的病人，天气热的时候，他便好一些，天气一冷，便马上加重。这类例子是很多的，难以尽举。《内经》说："天地温和，则经水安静；天寒地冻，则经水凝泣；天暑地热，则经水沸溢；卒风暴起，则经水波涌而陇起，夫邪之

入于脉也，寒则血凝泣，暑则气淖泽。”（《素问·离合真邪论》）“是故天温日明，则人血淖液而卫气浮，故血易泻，气易行；天寒日阴，则人血凝泣而卫气沉。”（《素问·八正神明论》）明显地指出了风雨寒热晦明等气候变化对人体生理病理生理的密切影响。

4. 地区方域对人体的影响

不同的地区有不同的气候环境，因而人们也有不同的生活习性，而这些中医学认为均与人体密切相关，并认为不同地区方域的人，其体质疾病及治疗亦均有其各自不同的特点。拿我国来说，我国西北地区气候上寒冷一些，地势也高一些；东南地区气候温和一些，地势也低一些，这些都直接影响着人体的体质、疾病和治疗。《内经》说：“东方之域，……鱼盐之地，海滨傍水，其民食鱼而嗜咸……故其民皆黑色疏理，其病皆为痈疡，其治宜砭石，……西方者，金玉之域，沙石之处……，其民陵居而多风，水土刚强……，其民华食而脂肥，故邪不能伤其形体，其病生于内，其治宜毒药，……北方者，……其地高陵居，风寒冰冽，其民乐野处而乳食，脏寒生满病，其治宜灸焫。……南方者，……其地下，水土弱，雾露之所聚也，其民嗜酸而食胕。故其民皆致理而赤色，其病挛痹，其治宜微针。……中央者，其地平以湿，天地所以生万物也众，其民食杂而不劳，故其病多痿厥寒热，其治宜导引按蹻。”（《素问·异法方宜论》）《内经》中的这些说法，由于现在时代的发展，条件的变化，现在来看，当然已未必尽然，但从其精神来看，则地区方域对人体密切相关这一点，无疑的仍然是十分正确的认识。

四、中医学对人体生理、病理、疾病的认识及其在预防诊断治疗上的整体观

（一）对人体生理病理认识上的整体观

对于人体生理病理的认识，中医学认为首先是由组成人体的各个器官，如心、肝、脾、肺、肾等，在心的主持作用下，在经络的内外联络下互相协调的结果，这也就是本文前已述及的五脏一体观。五脏协调就是正常的生理状态，反之就是病理状态。其次就是人体精、气、神互相作用的结果，根据《内经》曰："夫精者，生之本也。"（《素问·金匮真言论》）周澂之曰："精者，有形者也。""精者四：曰精也、血也、津也、液也。"（《读医随笔·气血精神论》）喻嘉言曰："寿命之本，积精自刚，然精生于谷。"（《医门法律·虚劳门》）以及《内经》曰"精化为气"，"化生精"，"气生形"（《素问·阴阳应象大论》），"两精相搏谓之神"（《灵枢·本神》），"何者为神？岐伯曰：血气已和，荣卫已通，五脏已成，神气舍心，魂魄毕具，乃成为人"（《灵枢·天年篇》）。张介宾曰："推之于医，则神圣工巧，得其神也……察之形声，则坚凝深邃，形之神也……诊之脉色，则绵长和缓，脉之神也……

清苍明净，色之神也……。”（《类经图翼·医易》）所谓精，实际上就是指构成人体正常生理活动所需要的各类物质。所谓气，其含义之一，就是指人体正常生理活动功能。所谓神，则是指表现于外的各种正常现象。人体正常活动的功能，是在构成人体正常生理活动所需要的各种物质的基础之上产生的，那就是中医学中所谓的“精化为气”。但反过来，这些物质又是在正常生理活动功能作用下才发生了变化，那就是中医学所谓的“化生精”，“气生形”。在物质和功能的相互作用下，便产生了人体表现于外的各种正常现象，那就是中医学中所谓的“两精相搏谓之神”。精、气、神，是构成人体正常生理活动的基础，但这三者之间，不是孤立的存在的，而是互相作用，互为因果，根本无法截然划分的一个整体。精、气、神三者之间的关系正常，就是生理状态，反之就是病理状态。这些都是明显地说明了中医学在对人体生理病理认识上的整体观。

（二）对病因病机认识的整体观

关于病因，根据中医书上的论述，多数认识均是以外因和内因来分类的，以正邪之间消、长、进、退来分析。所谓“邪”，就是指构成人体疾病的一些外在因素，例如六淫之邪，即严重的气候反常变化，“疫疠之气”、“杂气”，即自然界某些特异性致病物质及饮食原因等等。这些外在因素中，中医学又把自然界严重的气候反常作为是其中的主要因素。例如《金匮要略·脏腑经络先后病脉证第一》说："夫人禀五常，因风气而生长，风气虽能生万物，亦能害万物。如水能浮舟，亦能覆舟。"这里所说的"风气"，实际是整个自然气候环境，由于中医学把自然气候变化看作是构成人体疾病主要外因，所以《内经》中也就有"故风者，百病之始也"（《素问·生气通天论》）的说法。所谓"正"，那就是指构成人体疾病的一些内在因素，例如：精神情志、体质、性别、年龄、先天和后天等等。人体发生疾病的原因，不外乎上述两者。其中不是由于外因致病就是由于内因致病，但是中医学认为外因和内因是密切互关的，是互为因果的，在一般情况下，外因往往决定于内因，换句话说，在一般情况下，外因只有在内因的作用下才能发生疾病。外因和内因的关系，实际上就是正气和邪气的关系，邪气盛了可以致病，正气虚了也可以致病，但在一般情况下，正与邪之间往往是互为因果，互相作用，邪气盛往往是由于正气虚，正气虚所以才邪气盛。人体疾病的发生和发展则又往往是正邪之间消长进退的结果，致病的原因虽由于邪，但发病与否及转归良否则关键又在于正。《内经》中有大量篇幅反复说明这个道理，例如所谓"邪之所凑，其气必虚，"（《素问·评热病论》）"五疫之至，皆相染易……不相染者，正气存内，邪不可干。"（《素问遗篇·刺法论》）"风雨寒热，不得虚，邪不能独伤人。卒然逢疾风暴雨而不病者，盖无虚，故邪不能独伤人。"（《灵枢·百病始生》），《灵枢·五变》

更是反复举例来说明这个道理，“一时遇风，同时得病，其病各异……论以比匠人。匠人磨斧斤，砺刀削，斲材木……坚者不入，脆者皮弛，至其交节，而缺斤斧焉。夫一木之中，坚脆不同，坚者则刚，脆者易伤，况其材木之不同，皮之厚薄，汁之多少，而各异耶。夫木之早花先生叶者，遇春霜烈风，则花落而叶萎；久曝大旱，则脆木薄皮者，枝条汁少而叶萎；久阴淫雨，则薄皮多汁者，皮溃而漉；卒风暴起，则刚脆之木，枝折杌伤；秋霜疾风，则刚脆之木，根摇而叶落。凡此五者，各有所伤，况于人乎”。张仲景在《金匮要略·脏腑经络先后病脉证第一》中虽然一方面提出了“风气虽能生万物，亦能害万物。如水能浮舟，亦能覆舟”，强调了自然气候与人体健康的关系，但是在同篇中又明确提出了“若五脏元真通畅，人即安和”，“不遗形体有衰，病则无由入其腠理”，更强调了人体正气对于疾病发生与否的决定作用。这些论述，不但十分明确地说明了正气与邪气的相互关系，外因和内因的相互关系，也十分明确地说明了中医学在病因认识上的整体观。

（三）对疾病防治上的整体观

中医学在人体的生理、病理、病因、病机的整体观既如上述，因此整体观也就自然贯穿到了对疾病的预防、诊断、治疗等方面。根据中医学中有关论述及我个人多年来的临床实践体会，中医学中的整体观，体现在临床对疾病的防治上的，基本上可以归纳为以下六个方面：

1. 治未病

所谓“未病”，就是指还没有发生疾病，因此所谓“治未病”的实质也就是说医生治病，顶好是治病于其未病之先，换句话说也就是要预防为主。它首先主张注意生活饮食起居、精神情志方面的保养，维持身体的健康正常，以保持人体正气充足，不易受外邪的侵犯，从而达到防病于未发之先的目的。其次就是对于疾病早期发现，早期处理，防止其由小到大，由轻变重，由局部到全身。《内经》说：“善治者治皮毛，其次治肌肤，其次治筋脉，其次治六腑，其次治五脏。治五脏者，半死半生也。”（《素问·阴阳应象大论》）“上工救其萌芽，……下工救其已成，救其已败。”（《素问·八正神明论》）所谓“皮毛”、“萌芽”等等就是疾病还轻、还浅，所谓“五脏”、“已成”、“已败”等等，就是疾病已重、已深。“上工治皮毛”、“救萌芽”，就是说疾病的治疗愈早愈好。“下工治五脏”、“救已成”、“救已败”，就是说疾病的治疗愈迟愈坏。病久了，病深了，治疗上是困难的，所以说“治五脏者，半死半生也”，“病久则传化，上下不并，良医弗为”（《素问·生气通天论》），于此说明了早期诊断、早期治疗在临床上的重要意义。治未病最好的方法，当然首先是预防，因为预防好了可以防止疾病的发生。其次就是杜渐防微，因为未能预防疾病于未发之先，但尚能杜渐防微于发病之后，使疾病在渐而未深，微而未甚的阶段，就能及时的制止，不致于波及蔓延其他未病的器官，这也不失其为上策。由于如此，所以从预防疾病的发生，固然是治未病，从防微杜渐方面来预防其他未病的器官被波及和蔓延，也是治未病。对于治未病，中医学是高度重视的，《内经》说："圣人不治已病治未病，不治已乱治未乱，……夫病已成而后药之，乱已成而后治之，譬犹渴而穿井，斗而铸锥，不亦晚乎。"（《素问·四气调神大论》）这些话明确的说明了中医对治未病的高度重视，说明了治未病是中医在对疾病治疗上的最高原则，也说明了中医学在预防疾病认识上的整体观。

2. 明标本

所谓"标"，就是标志或现象。所谓"本"，就是根本或本质。明标本，就是说医生在治疗疾病的时候，必须弄清楚整个人体疾病的各种症状的现象和本质，因为只有在明白了疾病的标本以后，我们在临床上才不致于为错综复杂、变化万端的各种临床表现所迷惑，在治疗上也才能步骤井然，有条不紊。《内经》说："知标本者，万举万当，不知标本，是谓妄行。"（《素问·标本病传论》）于此可知明辨标本在临床诊断治疗上的重要意义。

疾病的标本，中医学认为往往随具体疾病、具体病人而各有不同。以病因而论，引起这个疾病发生的原因是本，所表现于外的各种临床表现是标；以病变部位而论，原发病变部位是本，继发病变部位是标；

以症状本身而论，原发症状是本，继发症状是标；以症状新旧而论，旧病是本，新病是标。疾病虽多，但总不出标本二字，所以一切错综复杂的症状，我们也都可以分析它们的标本，换句话说，也都可以透过它们的现象来分析它们的本质，或者透过它们的本质来分析它们的现象，从而使我们得出正确的诊断和治疗步骤和方法。

对于疾病的治疗，从原则上来说，中医学认为首先是治本，《内经》说："治病必求于本。"（《素问·阴阳应象大论》）但这也不是千篇一律，这还要以疾病的轻重缓急、疗效出现的大小快慢为转移，在本病急、本病重的情况下，固然是首先要治本，不过如在标病急、标病重的情况下，有时却又要首先治标，或者标本同治。《内经》说："病发而不足，标而本之，先治其标，后治其本。"（《素问·标本病传论》）张仲景说："病有急当救里、救表者，何谓也？师曰，医下之，续得下利清谷不止，身体疼痛者，急当救里，后身体疼痛，清便自调者，急当救表也。"（《金匮要略·脏腑经络先后病脉证第一》）"夫病痼疾，加以卒病，当先治其卒病，后乃治痼疾也。"（《金匮要略·脏腑经络先后病脉证第一》）这些都是中医学中"急则治标，缓则治本"原则在临床中的具体应用。

为什么对疾病的防治上一定要区分标本而且要区分缓急，治本治标？这是因为中医学认为疾病的标本是整体的，标和本是相移的，也就是互相影响的，因此，我们在治疗上，一般情况下治本就是治标，但因为标本是相移的，标也可以反过来影响本，因此有时治标也就是治本。对于人体疾病的治疗，临床上不外是从正和邪两方面着手，以标本来说，正就是本，邪就是标，在治疗上扶正就是祛邪，这也就是治本即是治标，但反过来除邪也可以扶正，这也就是治标即是治本。由于如此，所以人体的疾病，本可以及标，标也可以及本，因而在治疗上也可以本病治标，标病治本。《内经》说："病有标本，刺有逆从……标本相移，故曰有其在标而求之于标，有其在本而求之于本，有其在本而求之于标，有其在标而求之于本。故治有取标而得者，有取本而得者，……知标本者，万举万当。"《素问·标本病传论》这些话明确地说明了标本相移的道理，也明确地说明了中医学在诊断治疗、区别标本认识上的整体观。

3. 辨逆从

所谓"逆"、"从"，其含义之一，就是包括治疗上的正治与反治。所谓"正治"，也就是指针对患者的临床表现，采取与症状相逆的办法来矫正其病因作用以后所产生的偏胜的局面，以求恢复人体生理正常平衡的一种治疗方法。例如：发热就用清热药，呕吐就用镇吐药，腹泻就用止泻药，从原则上来说也就是我们一般所说的"寒者温之，热者凉之，虚者补之，实者泻之"，以热治寒，以寒治热，以补对虚，以泻对实，完全相逆，所以正治又叫做逆治。所谓"反治"，则完全与此相反，在一定条件下，采取与患者临床表现上完全相同的办法来治疗，例如，呕吐的病人，还要再用催吐药，腹泻的病人还要再用泻下药，肢冷的病人还要用清热药，高热的病人还要再用温热药，从原则上来说，也就是一般所说的“寒因寒用，热因热用，通因通用，塞因塞用。”完全与症状相从，所以反治又叫做从治。为什么在治疗上有正治和反治呢？可以简单地说，那就是因为同一症状可以有不同的原因和不同的发病机转，以吐泻这一个症状为例，这个症状可以由运化功能低下不能运化饮食而发生，但也可由于食物中毒，其症状的发生是人体正气驱邪外出的表现。前者我们应该正治，采取补脾和增强运化作用的办法，而后者则要帮助正气更彻底的来排除邪气，所以就应该反治，不但不能够止吐止泻，反而要使他再吐再泻，以求有毒物质完全排出，毒物排出后，他的吐、泻症状便可自然停止。《内经》说：“何谓逆从？岐伯曰：逆者正治，从者反治，从少从多，观其事也。……必伏其主，而先其所因，其始则同，其终则异，可使破积，可使溃坚，可使气和，可使必已。”《素问·至真要大论》这些话不但解释了在治疗上逆治从治的意义，也说明了治疗上的逆从，其根据即在于对患者病机上的全面分析，即所谓：“伏其所主，先其所因。”也同时说明中医学在临床诊断治疗上的整体观。

4. 识同异

所谓“同”，就是相同，“异”就是不同。因此，所谓识同异，也就是指我们在临床对疾病的诊断治疗过程中，必须善于区别患者的不同情况，综合分析，区别对待，具体情况具体处理。由于如此，所以在临床上，有时尽管症状完全相同，但因为病因、病机不同，所以诊断、治疗上却完全不同，有的症状相同，病因病机也相同，但因为病人体质、年龄、性别不同，治疗上可以完全不同，有的症状、病因、病机、体质、年龄、性别都相同，但因为发病季节地域不同，治疗也可以完全不同。以同一腹泻症状为例，从症状上来说，都是腹泻，但从病因上来看，可以由于外感，也可以由于饮食，也可以由于情志因素……。从病机上来看，可以由于寒，也可以由于热，也可以系单纯的脾胃病，也可以继发于其他器官病变之后。从病人具体情况来看，患者可以是老人，也可以是小儿，也可能平时身体很壮实，也可能既往健康情况很不好……。从发病季节来说，也可能是夏秋，也可能是冬春。从发病地域看，可能在东南，也可能在西北等等。由于同一腹泻症状，它却有这么多的不同情况，所以我们在临床上，必须综合分析，区别对待，不同情况不同处理。由于外感的，重点在解表；由于饮食的，重点在消导；由于情志因素的，重点在舒肝；由于热的，重点在清热；由于寒的，重点在温中。单纯性脾胃不和者，调节脾胃就可以了，继发于其他器官者，即就必须重点在治疗原发器官疾病。患者是老人，那就必须要注意养阳，患者是小儿，那就首先考虑养阴。冬春天气，选方用药不妨辛温之品；夏秋天气，就必须考虑芳香化浊之剂。东南方人体质较薄，用药宜轻；西北方人体质较厚，用药不妨稍重等等，难以详举。总的说来，这也就是在治疗上一定要因人、因地、因时制宜。《内经》说："故治不法天之纪，不用地之理，则灾害至矣。"（《素问·阴阳应象大论》）"西北之气散而寒之，东南之气收而温之，所谓同病异治也。"（《素问·五常政大论》）"年质壮大，血气充盈，……刺此者，深而留之，此肥人也。……瘦人者，皮薄色少，……易损于血，刺此者，浅而疾之。"（《灵枢·逆顺肥瘦》）这些都十分明确地说明了中医在临床诊断过程中辨识同异的重要意义和整体观。

5. 握分寸

所谓握分寸，也就是说我们在临床上对患者的治疗要掌握分寸，换句话，也就是指我们在临床治疗上不论在立法、制方、投药等各个方面都要十分谨慎、细致，使治疗上无太过无不及，恰到好处的意思。对疾病的治疗正确与否，最主要固然是取决于正确的诊断，但同时也决定于立法、制方、投药是否全面和合适，这就使得我们在如何更好地处理患者当时的临床表现时不论是立法、制方、投药等各方面，都要严格地掌握分寸。从立法上来说，或治本，或治标，或是先治其标后治其本，或标本同治，要步骤分明；从制方上来说，或大或小，或重或轻，要配伍适当；从投药上来讲，或饭前服，或饭后服，或服药后温覆取汗，或中病即止，要恰到好处。张景岳说：“治病之则当知邪正，当权重轻，……用攻之法，贵乎察得其真，不可过也，……用补之法，贵乎轻重有度，难从简也。”（《景岳全书·传忠录》）这明确地说明了，临床上治疗上立法、制方、投药上握分寸，权轻重，无太过，无不及的重要意义和中医学在治疗中立法、制方、投药上的整体观念。

6. 合治养

所谓合治养，也就是说人体发生了疾病，必须要治疗与调养密切结合起来。对于疾病的治疗，中医学从来不主张完全依靠药物，认为使用药物只是在病邪很盛的时候用以顿挫其病势的一种手段，一旦病邪已衰，即可适可而止，特别是有毒的药物，更应尽早停止。《内经》中明确指出：“大毒治病，十去其六，常毒治病，十去其七，小毒治病，十去其八，无毒治病，十去其九，谷肉果菜，食养尽之，勿使过之，伤其正也。”“必养必和，待其来复。”（《素问·五常政大论》）“大积大聚，其可犯也，衰其大半而止，过者死。”（《素问·六元正纪大论》）“毒药攻邪，五谷为养，五果为助，五畜为益，五菜为充，气味合而服之，以补益精气。”（《素问·藏气法时论》）这些都十分明确地说明了调养在治疗中的重要地位和中医学在治疗上的整体观念。

五、提挈天地、人能胜天

从以上所述，已经不难看出，中医学是具有其一套理论体系的，其指导思想那就是古人在长期的生产、生活与疾病长期作斗争的实践中所逐渐形成的整体观。整体观贯穿到了中医学的各个方面，而其中的天地一体观，又是中心之中心，重点之重点。天地变化是复杂的，如《内经》所说的："天之道也，如迎浮云，若视深渊，视深渊尚可测，迎浮云莫知其极。"（《素问·六微旨大论》）但是中医学还是可以通过一些自然现象来加以认识的，例如《内经》所说："天之道也，此因天之序，盛衰之时也。"（《素问·六微旨大论》）"阴阳之升降，寒暑彰其兆。"（《素问·五运行大论》）关于人能胜天，张景岳在《景岳全书》中更说得比较具体、透彻，他说："人生于地，悬命于天，此人之制命于天也。栽者培之，倾者复之，此天之制命于人也。天本无二，而以此观之，则有天之天者，谓生我之天，生于无，而由乎天也，有人之天者，谓成我之天成于有而由乎我也……以人之禀赋言，则先天强厚者多寿，先天薄弱者多夭，后天培养者，寿者更寿，后天斲削者，夭者更夭，……若以人之作用言，则先天之强者不可恃，恃则并失其强矣，后天之弱者当知慎，慎则人能胜天矣。"（《景岳全书·传忠录》）《内经》中也明确的提出了"提挈天地"的说法。所谓"提"，就是用手把东西提起来；“挈”就是用手把东西举起来。质言之，也就是说天地变化规律不但可以为人所认识，并且可以在逐步认识的基础上逐步地掌握，从而树立起人能胜天的概念。这种见解是卓越的，也是中医学的精华所在。

第二讲

藏象论

藏象学说是我国古代医家在生活实践、治疗实践和解剖认识三方面的基础之上建立起来的一门学问。中医学用以阐发人体的生理机制和病理机制，并把它作为临床辨证论治的理论基础，因此它也是中医学中一门最基本的学科。但是目前中医学术界对于藏象学说中“藏象”二字的涵义及其所包含的范围，在认识上还不完全统一，理解上也不完全一致，这就直接影响到当前医疗、科研、教学工作的正确开展，影响到对辨证论治及如何进行辨证论治的正确理解，也直接影响到如何正确对待中医学本身以及如何正确开展中西医结合创新的大问题，有必要对此进行认真的讨论，以便在讨论的基础上逐步统一认识，为此特撰本讲，以纠正读者。

一、释“藏象”

所谓“藏”，就是指人体内在的脏器。“象”，就是指现象或表现。王冰注解“藏象”云：“象谓所见于外，可阅者也。”（《素问·六节藏象论》王冰注）张介宾注“藏象”云：“象，形象也，藏居于内，象见于外，故曰‘藏象’”。（《类经·藏象》）因此，所谓“藏象”，质言之，也就是依靠并根据人体的各种“见于外”的，“可阅”的各种外在表现来分析人体“居于内”的各种脏器的作用和功能的一种研究手段和方法。这也就是说人体的各种外在表现是直接的，而“藏”由于它是“居于内”和“不可阅”，因而对它的作用推测则是间接的，因此“藏象”二字，“象”是主要的，因为它是客观存在的外在表现。我认为这就是“藏象”一词的基本涵义。

“藏象”一词是《内经》中首先提出的，对于藏象的解释，《内经》谓：“藏象何如？……心者，生之本，神之变也，其华在面，其充在血脉，为阳中之太阳，通于夏气。肺者，气之本，魄之处也，其华在毛，其充在皮，为阳中之太阴，通于秋气。肾者，主蛰封藏之本，精之处也，其华在发，其充在骨，为阴中之少阴，通于冬气。肝者，罢极之本，魂之居也，其华在爪，其充在筋，以生血气，其味酸，其色苍，此为阴中之少阳，通于春气。脾胃大肠小肠三焦膀胱者，仓廪之本，营之居也，名曰器，能化糟粕，转味而入出者也，其华在唇四白，其充在肌，其味甘，其色黄，此至阴之类，通于土气。凡十一藏，取决于胆也。”（《素问·六节藏象论》）《内经》又谓：“心者，君主之官也，神明出焉。肺者，相傅之官，治节出焉。肝者，将军之官，谋虑出焉。胆者，中正之官，决断出焉。膻中者，臣使之官，喜乐出焉。脾胃者，仓廪之官，五味出焉。大肠者，传道之官，变化出焉。小肠者，受盛之官，化物出焉。肾者，作强之官，伎巧出焉。三焦者，决渎之官，水道出焉。膀胱者，州都之官，津液藏焉，气化则能出矣。凡此十二官者，不得相失也。”（《素问·灵兰秘典论》）《内经》又谓：“肝生于左，肺藏于右，心部于表，肾治于里，脾为之使，胃为之市，膈肓之上，中有父母，七节之傍，中有小心，从之有福，逆之有咎。”（《素问·刺禁论》）《内经》又谓：“五脏之象，可以类推；五脏相音，可以意识；五色微诊，可以目察。能合脉色，可以万全。”（《素问·五脏生成》）根据以上所述，我认为已经很清楚，中医学中所称的“藏象”中的“藏”字，并不是完全指人体内的具体脏器本身，而是指人体生理现象的临床归类，引文中的“心者，生之本，神之变也”，“肺者，气之本，魄之处也”，“肾者，主蛰封藏之本，精之处也”，“肝者，罢极之本，魂之居也”，“脾胃大肠三焦膀胱者，仓廪之本，营之居也，名曰器，能化糟粕，转味而出入者也”，“凡十一脏，取决于胆”，以及“肝生于左，肺藏于右，心部于表，肾治于里，脾为之使，胃为之市……”，“心者，君主之官也，神明出焉。肺者，相傅之官，治节出焉。肝者，将军之官，谋虑出焉……”等等，这都是根据人体各种生理现象的外在表现而作的归类。上引的“肝生于左，肺藏于右，……”一段，即可明显说明此点。因为肝和肺的位置和大体形态，中医并不是不知道的。元·滑伯仁谓：“肝之为脏，左三叶右四叶，凡七叶……其脏在右胁，右肾之前，并胃着脊之第九椎。”（《十四经发挥》）明·赵献可谓：“喉下为肺，两叶白莹，谓之华盖，以复诸脏，虚如蜂窠，下无透窍，故吸之则满，呼之则虚。”（《医贯·卷一》）这里描述虽不完全正确，但大体近似。但是为什么中医学又一直说左肝右肺呢？很明显这里所指的左肝右肺并不是指解剖学上肝脏和肺脏，而是指藏象学说中某些生理现象归类。由于藏象学说认为肝属木，主生，主升，在运动上“上者左行”，因此，凡属具有“生”或“升”的各种生理现象，都可归之于肝。由于藏象学说认为肺属金，主降，主杀，因此凡属具有“杀”或“降”的各种生理现象，都可以归之于肺。这也就是《内经》原文中为什么叫“肝生于左”而不叫肝在于左或肝位于左；“肺藏于右”而不叫肺在于右或肺位于右，着重点出一个“生”字和一个“藏”字的原因。引文中的“其华在面，其充在血脉”，“其华在毛，其充在皮”，“其华在发，其充在骨”，“其华在爪，其充在筋”，“其味酸，其色苍”，

"其华在唇，其充在肌，其味甘，其色黄"等等，这都是根据人体中的各种外在体征的归类。引文中的"通于夏气"，"通于秋气"，"通于冬气"，"通于春气"等等，这都是根据人体中的各种生理病理现象与季节气候关系的归类，中医学中这种例子可以说是俯拾皆是，多不胜举。但总的精神则就是根据人体所表现于外的各种生理现象、体征，再结合自然季节气候与这些现象的相应关系再加以分别归类，并冠以当时所知的一些脏腑器官名称，实际上是以此为代号来归纳当时人们在与疾病作斗争中所积累的若干经验认识。这就是中医学中所说"藏象"的涵义以及藏象学说提出的物质基础，这也就是我对"藏象"二字的理解和看法。

二、藏象学说的基本内容

前已述及，藏象学说是我国古代医学家在生活实践、治疗实践和当时粗浅的解剖知识三方面的基础之上建立起来的，因此它也包含着这三个方面的内容，兹试分别作如下整理和讨论。

（一）解剖上的脏腑概念

脏腑，就是指人体内在的脏器，它是古人在当时的历史条件下运用解剖的方法，实际观测而来的。运用解剖的方法来探索人体内在脏器的情况，古代医家是重视的。《内经》谓："夫八尺之士，皮肉在此，外可度量切循而得之，其死可解剖而视之。其脏之坚脆，腑之大小，谷之多少，脉之长短，血之清浊……皆有大数”。（《灵枢·经水》）《汉书》也有“莽诛翟义之徒，使太医尚方与巧屠共刳剥之，度量五脏，以竹筳通其脉，知所终始，云可以治病”的记载（《汉书·王莽传》）。唐·孙思邈也有“夫人禀天地而生，故内有五脏、六腑、精气、骨髓、筋脉，外有四肢九窍、皮毛、爪齿、咽喉、唇舌、肛门、胞囊，以此总而成躯”（《备急千金要方·肝藏》）的提法。《内经》及以下历代医书，不少地方对于人体脏器亦均有比较具体的描述，例如《灵枢》中“平人绝谷”与“肠胃”二篇、《难经》中“四十二难”、赵献可《医贯·形景图说》、张介宾《类经图翼》、王清任《医林改错》等对有关脏器的描绘，均与现代解剖学中所记述的有关脏器大体近似。说明了古人确曾作过解剖，并且在此基础上对人体某些器官有所大体了解。

人体的主要器官，根据中医书上的记述共有12个，这12个器官从广义上来说，一般都可以叫做“脏”，或者都叫做“官”，因此中医学中又有“十二脏”或“十二官”的说法。不过这12个器官在形态上和作用上，古人从经验上看出各有特点，因此又把它们分为脏和腑两大类。所谓“脏”，中医书上又写做“藏”，藏也就是指储藏或闭藏的意思。也就是说这一类器官具有储藏和闭藏的特点，储藏着人体在正常生命活动中所需要的物质精华，它不直接对外，这也就是《内经》所谓的“五脏者，藏精气而不泻也”。（《素问·五藏别论》）所谓“腑”，中医书上又写成府，府就是住宅，住宅是中空的，有门窗对外交通可以流动出入的，因此腑这一类器官也就同这个府一样，具有中空和直接对外的特点，它的作用主要就是出纳转输，它本身并不储藏什么东西。这也就是《内经》所谓的“六腑者，传化物而不藏”。（《素问·五藏别论》）人体中的器官，除了脏和腑两大类以外，另外还有一类器官叫做“奇恒之府”，所谓“奇恒”也就是异于寻常，也就是说这一类器官既有腑的特点，但也有脏的特点，放在脏这一类器官中不合适，放在腑这一类器官中也不合适，所以把它另外列一类。现根据古人记述，概要略述如下。

1. 五脏

“五脏”，就是指人体心、肝、脾、肺、肾五个器官，这五个器官都有前述脏的特点，因此叫做“五脏”。有的书上把人体“心包络”这个器官也放在脏的里面，因此一般又有六脏的提法，不过仍以五脏提法比较普遍，因此本章仍按五脏论列。关于心包络这个器官，由于其与心密切相关，所以在本章中把它附在心的里面来讲。

（1）心

1）心的部位　心的部位在人体膈上，在胸腔中。《内经》谓：“五脏六腑，心为之主，缺盆为之道，骺骨有余，以候髑骬。”（《灵枢·师传》）“髑骬直下不举者，心端正；髑骬倚一方者，心偏倾也。”（《灵枢·本脏》）“膻中者，心主之宫城也。”（《灵枢·胀论》）“虚里，贯鬲络肺，出于左乳下，其动应衣，脉宗气也。”（《素问·平人气象论》）《难经·三十二难》谓：“心肺独在膈上。”这里所谓的“缺盆”，即现在所指的锁骨上凹，所谓“缺盆之道”，即指两个缺盆之间的部位，亦即人体前胸部位。所谓“髑骬”，即胸骨下端的蔽心骨，亦称鸠尾骨，亦即现在所指胸骨剑突部位。所谓“膻中”，即人体两乳之间的部位。“虚里”，在左乳下，“其动应衣”，很明显就是现在所指心尖搏动部位。根据上述这些记述，可见古人已经认识到人体心脏的部位是在人体膈上、胸中，是隐藏在胸锁关节、胸骨柄、胸骨体、剑突等骨骼下的一个重要脏器。在人体左乳下可以看到或者摸到它的搏动。

2）心的形态　心的形态为尖圆形，色红，中有空窍，其外层为心包络，心居其中。

《难经·四十二难》谓：“心重十二两，中有七孔三毛，盛精汁三合。”赵献可谓：“肺之下为心……其象尖长而圆，其色赤……心之下有心包络，即膻中也，象如仰盂，心即居于其中。”（《医贯·形景图说》）这里所说的“七孔”，很可能是指的四个心腔和主动脉、肺动脉、上下腔静脉汇合的静脉窦等七个孔腔。所说的“三毛”，可能是指乳头肌与瓣膜之间的腱索。“盛精汁三合”，可能是指心腔中的容血量。“心包络”，很明显就是心包。根据上述这些记述，可见古人对人体心脏的外观已有粗略的了解。

3）心与血和脉的关系　心与脉是一个系统，心与血液的运行密切相关。

《内经》谓："心者，……其充在血脉。"（《素问·六节藏象论》）"在体为脉，在藏为心。"（《素问·阴阳应象大论》）"心之合脉也。""诸血者皆属于心。"（《素问·五脏生成论》）"精专者，行于经隧，常营无已，终而复始。"（《灵枢·营气》）"营在脉中，卫在脉外，营周不休，五十而复大会。阴阳相贯，如环无端。"（《灵枢·营卫生会》）。这里所说的"脉"，就是指的血管。所说的"精专"、"营"、"血"等都是指的血液。所谓"心之合脉也"，说明古人已认识到心脏和血管是一个系统。"营在脉中"、"营周不休"、"终而复始"、"如环无端"等，说明古人也认识到了人体的血液循环。

（2）肝

1）肝的部位　肝在人体右胁下而稍偏左。

《内经》谓："广胸反骹者，肝高；合胁兔骹者，肝下；胸胁好者，肝坚；胁骨弱者，肝脆；膺腹好相得者，肝端正；胁骨偏举者，肝偏倾也。"（《灵枢·本脏》）明·章潢谓："肝木官也，居心下，少近左。"（《图书编》）滑伯仁谓："肝之为藏，左三叶，右四叶，凡七叶。……其脏在右胁右肾之前，并胃着脊之第九椎。"（《十四经发挥》）这些记述，明显说明了古人已经了解到肝脏的部位是在人体右胁下右肾之前稍为偏左部位。应该说明的，《内经》中还有"肝生于左"的记载，因此有人以此谓中医认为肝在左而对中医学加以攻击，实则此处之“左”乃指“藏象”中肝的作用而言。“肝生于左”一语，绝对不能理解为肝位于左，关于这方面在上节有关论述中已加讨论，此处从略。

2）肝的形态　肝为分叶脏器，左右分叶，色紫赤，居膈下。

《难经·四十二难》谓：“肝独有两叶，”“肝重二斤四两，左三叶，右四叶，共七叶。”赵献可谓：“膈膜之下有肝。”“肝短叶中有胆附焉。”（《医贯·形景图说》）章潢谓：“肝短叶上有胆，右胃左脾，与胃同膜，状如马肝色赤紫。”（《图书编》）根据这些记述，尽管古人对肝的形态描述还不十分确切，同一书中对分叶的描述也不一致，如《难经》中二叶与七叶的提法，但应该说是仍有大致的了解的。

3）肝与胆的关系　肝与胆是紧密相连的，胆在肝的短叶间，这一点上述引文中已经提到。

（3）脾

1）脾的部位　脾在肝和胃的左方，与胃相连，居膈下。

《内经》谓：“脾与胃以膜相连耳。”（《素问·太阴阳明论》）赵献可谓：“膈膜之下，有胃盛受饮食，而腐熟之，其左有脾，与胃同膜，而附其上”。（《医贯·形景图说》）

2）脾的形态　脾的形态为偏平椭圆弯曲状器官，其外形如镰刀。

《难经·四十二难》谓：“脾重二斤三两，扁广三寸，长五寸，有散膏半斤”。赵献可谓：“其色如马肝赤紫，其形如刀镰。”（《医贯·形景图说》）张介宾谓：“形如刀镰，与胃同膜而附其上之左，俞当十一椎下。”（《类经图翼·经络》）根据这些记述，从其形态、位置、重量比例来看，与今日所指的脾脏大体相似。

（4）肺

1）肺的部位　肺的部位在人体膈上，胸腔之中，是人体脏腑之中，位置最高的一个器官。

《内经》谓：“肺者，五脏六腑之盖也。”（《灵枢·九针论》）“肺者脏之盖也。”（《素问·病能论》）。《难经·三十二难》谓：“心肺独在膈上。”赵献可谓：“喉下为肺，两叶白莹，谓之华盖，以复诸脏。”（《医贯·形景图说》）指出了肺在人体中的位置。

2）肺的形态　肺的形态为白色分叶，脏器质地疏松。

《难经·四十二难》谓：“肺重三斤三两，六叶两耳，凡八叶。”《难经·三十二难》又谓：“肺得水而浮，”“肺熟而复沉。”张介宾谓：“肺叶白莹，谓为华盖，以复诸脏，虚如蜂窠，下无透窍，吸之则满，呼之则虚。”（《类经图翼·经络》）这里所说的“虚如蜂窝”及“得水而浮”，就是说肺脏本身是质地疏松的含气的器官。至于重量问题，有人以《难经》记载心肺重量之间的比例来与现代解剖上的心和肺重量之间的比例来对照，也十分近似，说明古人对肺脏确曾做过一番观察并有较深的了解。

3）肺与呼吸的关系　肺与呼吸是密切相关的，肺是人体的呼吸器官。

《内经》谓："天气通于肺。"（《素问·阴阳应象大论》）"肺气通于鼻。"（《灵枢·脉度》）早就指出肺司呼吸的主要作用，至于肺司呼吸的过程，明·赵献可描述得最具体。他说："咽喉二窍，同出一脘……喉在前主出，咽在后主吞。喉系坚空，连接肺本，为气息之路，呼吸出入。下通心肝之窍，以及诸脉之行气之要道也；咽系柔空，下接胃，本为饮食之道路，水谷同下，并归胃中，乃粮运之关津也，二道并行，各不相犯，盖饮食必历气口而下，气口有一会厌，当饮食方咽，则会厌中垂，厥口乃闭，故水谷下咽，了不犯喉，言语呼吸，则会厌开张，当食言语，则水谷乘气，送入喉脘，遂呛而咳矣，喉下为肺，两叶白莹，谓之华盖，以复诸脏，虚如蜂窠，下无透窍，故吸之则满，呼之则虚，一吸一呼，本之有源，无有穷也，乃清浊之交运，人身之橐籥。"（《医贯·形景图说》）赵氏这一段描述，把气管、食管、会厌等器官的位置、结构，呼吸及进食时彼此之间的协调动作，肺脏本身的形态、位置，呼吸中的动态变化和作用都描述得十分具体，说明古人对于肺确实作过认真观察并有较深的了解。

（5）肾

1）肾的部位　肾在人体腰部两侧。

《内经》谓："腰者肾之府。"（《素问·脉要精微论》）“肾小，则脏安难伤；肾大，则善病腰痛，不可以俯仰，易伤于邪。肾高，则苦背膂痛，不可以俯仰；肾下则腰尻痛，不可以俯仰……”（《灵枢·本脏》）这里所谓的“府”，也就是肾所居之地，明显说明肾是在人体的腰部。

2）肾的形态　肾有两枚，左右各一，外形椭圆弯曲，如豇豆。

《难经·四十二难》谓：“肾有两枚，重一斤一两。”赵献可谓：“肾有二，精所居也，生于脊膂十四椎下，两旁各一寸五分，形如豇豆，相并而曲附于脊外，有黄脂包裹，里白外黑。”（《医贯·形景图说》）这些记述与现代解剖上的肾脏外观基本相似。

3）肾与膀胱的关系　肾与膀胱的关系，古人认为肾与膀胱为一脏一腑，密切相关，但是从解剖上看，赵献可谓：“膀胱赤白莹净，上无所入之窍，止有下口。”（《医贯·形景图说》）他在肾的方面虽然指出了肾下“各有带二条”，这二条“带”无疑是指输尿管而言，但是这两条“带”的上下附着部位，他却说“上条系于心包，下条过屏翳穴后趋脊骨”，把膀胱说成“止有下口”，把肾下两带的附着部位说成“上条系心包”，“下条……趋脊骨”。说明古人对肾与膀胱在解剖上的联系并不清楚。

2. 六腑

“六腑”，就是指人体的胃、小肠、大肠、胆、膀胱、三焦，这六个器官，都是有前述腑的特点，因此叫做“六腑”。

(1) 胃

胃为腹腔中容纳食物的器官。《内经》谓：“胃者水谷之海。”(《灵枢·海论》) 其外形为曲屈状，《内经》谓：“胃纡曲屈，伸之，长二尺六寸，大一尺五寸，径五寸，大容三斗五升。”(《灵枢·肠胃》)

(2) 小肠

小肠为腹腔中消化食物的器官。《内经》谓：“小肠者，受盛之官，化物出焉。”(《素问·灵兰秘典论》) 其外形在腹腔中呈回环迭积状，上连接于胃，下连接于大肠。《内经》谓：“小肠后附脊，左环回周迭积，其注于回肠者，外附于脐上，回运环十六曲，大二寸半，径八分分之少半，长三丈二尺，回肠当脐左环，回周叶积而下，回运环反十六曲，大四寸，径一寸寸之少半，长二丈一尺。”(《灵枢·肠胃篇》)

(3) 大肠

大肠为腹腔中传导食物糟粕的器官，内经谓：“大肠者，传道之官，变化出焉。”(《素问·灵兰秘典论》) 其外形较小肠为大。《内经》谓：“广肠传脊，以受回肠，左环叶脊上下，辟大八寸，径二寸寸之大半，长二尺八寸。”(《灵枢·肠胃》)

以上从胃至大肠，《内经》认为是相通的，并且还把它们同胃以上的器官如唇、口、会厌、舌、咽门等一起联系起来成为一个系统。《内经》谓：“谷所从出入浅深远近长短之度：唇至齿长九分，口广二寸半；

齿以后至会厌，深三寸半，大容五合；舌重十两，长七寸，广二寸半；咽门重十两，广一寸半。至胃长一尺六寸，”“肠胃所入至所出，长六丈四寸四分，回曲环反，三十二曲也。”（《灵枢·肠胃》）

《难经》在《内经》的基础上对人体从口至大肠一段，又进一步提出了七冲门之说，《难经·四十四难》谓：“七冲门何在？然，唇为飞门，齿为户门，会厌为吸门，胃为贲门，太仓下口为幽门，大肠小肠为阑门，下极为魄门，故曰七冲门也。”这就是说，口唇为飞门，牙齿为户门，会厌为吸门，胃之上口为贲门，胃之下口为幽门，小肠与大肠交界处为阑门，肛门为魄门，补充了《内经》之所不足。

（4）胆

胆是位于肝脏小叶间的一个囊状器官，内藏精汁，《难经·四十二难》谓：“胆在肝之短叶间，重三两三铢，盛精汁三合。”

（5）膀胱

膀胱是位于少腹之下的一个器官，盛尿，司排泄。《难经·四十二难》谓：“膀胱重九两二铢，纵广九寸，盛溺九升九合，口广二寸半。”赵献可谓：“膀胱赤白莹净，上无所入之窍，止有下口，全假三焦之气化施行，气不能化，则闭格不通而为病矣。”（《医贯·形景图说》）这里赵氏把膀胱说成无上窍，止有下口，显然到了明代还没有把膀胱的解剖情况弄清楚。

（6）三焦

三焦是人体中运行水液的器官，《内经》谓："三焦者，决渎之官，水道出焉。"（《素问·灵兰秘典论》）由于三焦是全身性的器官，所以中医书又有上中下焦之说，《难经·三十一难》谓："上焦者，在心下……中焦者，在胃中脘……下焦者，当膀胱上口……。"至于三焦的形态，中医书中没有明确记载，因此三焦究竟是指现代解剖中的什么器官，还没有一致的意见。

3. 奇恒之府

"奇恒之府"，就是指人体中的脑、髓、骨、脉、胆、女子胞六个器官。这六个器官，都有前述奇恒之府的特点，故名奇恒之府，奇恒之府中的胆，又属于前述六腑之一，前已述及，此处从略，只简单地说一说脑、髓、骨、脉、女子胞五个器官的解剖上的特点。

（1）脑

脑居颅骨腔内，为髓之海，为"精明之府"。《内经》谓："头者精明之府。"（《素问·脉要精微论》）"脑为髓之海，其输上在于其盖，下在风府。"（《灵枢·海论》）这里所谓的"盖"，即今日所称之额囟，亦即指脑的上界。所谓"风府"，是督脉经上的一个穴位，相当于今之颈椎第一椎体上部，其深处为小脑延髓池。这就是说，脑是指包括延髓在内的部位是在整个颅腔之中。

（2）髓

髓是骨腔中的一种膏样物质，《内经》谓："骨者

髓之府。”（《素问·脉要精微论》）“五谷之精液，和合而为膏者，内渗入于骨空，补益脑髓。”（《灵枢·五癃津液别》）

（3）骨

骨就是人体中的骨骼，它是人体的支架，是人体重要脏器的保护者，骨与髓中医学认为是密切相关的。《内经》谓：“髓者，骨之充也。”“骨枯而髓减，发为骨痿。”（《素问·痿论》）

（4）脉

脉就是血脉，是人体中血液循行的管道，《内经》谓：“脉者，血之府也。”（《素问·脉要精微论》）“壅遏营气，令无所避，是谓脉。”（《灵枢·决气》）这个管道《内经》又把它分为经脉、络脉、孙脉三种。《内经》谓：“经脉为里，支而横者为络，络之别者为孙。”（《灵枢·脉度》）实际上也就是根据血脉的深浅、粗细分为三级，中医学认为是血液互相联系和循环不已的。《内经》谓：“精专者，行于经隧，常营无已，终而复始。”（《灵枢·营气》）这里所说的经隧也就是指的经脉。所谓“周而复始”，说明古人是已认识到血液的循环状态。

（5）女子胞

女子胞，就是指子宫，它与月经孕育密切相关，妇女月经与冲任脉是有关的，而《内经》谓：“冲脉任脉，皆起于胞中。”（《灵枢·五音五味》）“月事不来者，胞脉闭也。”（《素问·评热病论》）说明胞与月经的关系。从另一方面看月经又与孕育密切相关。《内经》谓："月事以时下，故有子。"（《素问·上古天真论》）又说明胞主孕育。

（6）胆（见前）

中医学中所记述的解剖上的脏腑形态和大致作用，一般说就是上述这些。这些记述如果从今天的角度来看，应该承认是十分原始的，粗线条的，有些地方甚至根本还没有弄清楚。

（二）人体十二经脉的所在部位、联系及循行

中医学中的经络学说是古人在长期与疾病作斗争的过程中，从治疗和患者感应上所出现的经络现象逐步加以总结发展而形成的。中医学不论在生理病理的理论阐述上或者在诊断治疗上，一般来说都要涉及到经络，它直接指导着中医的临床实践。《内经》谓："夫十二经脉者，人之所以生，病之所以成，人之所以治，病之所以起，学之所始，工之所止也。粗之所易，上之所难也。"（《灵枢·经别》）《汉书·艺文志·方技略》谓："医经者，原人血脉经络骨髓阴阳表里，以起百病之本，死生之分，而用度针石汤火所施，调百药齐和之所宜。"中医古典医籍如《灵枢》的"经脉"、"经别"、"营气"、"卫气"、"营卫生会"等篇，《素问》的"阳明脉解篇"、"骨空论"、"气穴论"、"气府论"、"经络论"、"诊要经终论"等篇，都曾经对经络作了重点的论述，并把它与脏腑直接联系起来而成为藏象学说中的一个重要组成部分。喻嘉言谓："凡治病不明脏腑经络，开口动手便错。"（《医门法律·明络脉之法》）说明了中医学对经络的高度重视。

经络学说在藏象的临床具体运用方面最具有实际意义的是经络在人体中的循行部位及所属穴位，它是藏象学说中的一个非常重要组成部分，关于经穴及经络其他方面内容，有关经络及针灸书中介绍已多，不拟重复，现在只着重介绍一下十二经脉在人体中的循行部位情况。

1. 手太阴肺经

手太阴肺经的循行途径是从胃的中脘部开始（起于中焦）先向下与大肠相联络（下络大肠），至脐上一寸水分穴附近就回上去到胃的上口贲门处（还循胃口），穿过膈膜（贯膈），而以肺为所在部位（属肺），然后再从气管（从肺系）横出至腋前的中府云门穴（横出腋下），再向上膊的内侧，在手少阴经与手厥阴经的前方（下循臑内，行少阴心主之前）向下到肘窝（下肘中），沿着前臂内侧，到腕后桡骨茎突内侧边，进入寸口桡动脉搏动处，然后再往前走入大鱼际肌（循臂内上骨下廉，入寸口上鱼）。然后再沿着鱼际的边缘走出于大拇指桡侧的尖端（循鱼际出大指之端）。它还有一条分支，从腕后列缺穴处分出，一直走到食指桡侧的尖端（其支者，从腕后直出次指内廉，出其端），与手阳明大肠经会合。

其循行途径略如图1。

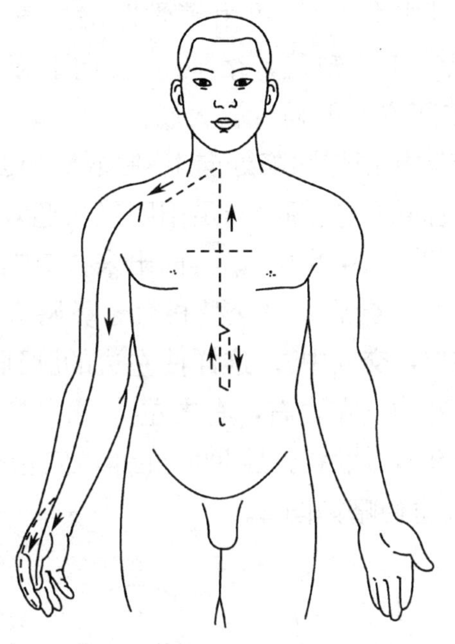

图1 手太阴肺经脉循行示意图

2. 手阳明大肠经

手阳明大肠经的循行途径是紧接手太阴经的循行途径从食指尖端桡侧开始（起于大指次指之端），沿着食指桡侧上缘（循指上廉），出于第一和第二掌骨合谷穴处（出合谷两骨之间），然后上行到桡骨凹两根肌腱中间（上入两筋之中），再沿着前臂的桡侧上缘（循臂上廉），进入肘的桡侧外面（入肘外廉），向上走于膊外侧的前面（上臑外前廉），再走上肩部（上肩），走于肩关节的前上方（出髃骨之前廉），向上会于手太阳经秉风穴后，出于第七颈椎棘突下与督脉大椎穴交会

（上出于柱骨之会上），再由锁骨凹陷处直入体内，向下和肺联络（下入缺盆，络肺）；再向下穿过膈膜而以大肠为所在部位（下膈，属大肠）。

它的支脉从锁骨凹陷处向上到颈部（其支者从缺盆上颈），穿过面颊（贯颊）与足阳明经大迎穴交会后，进行到下齿中间（入下齿中），再回出来挟口吻的两旁与足阳明经地仓穴交会后，再交叉相会于鼻唇沟的任脉人中穴（还出挟口，交人中），这样使左边的脉到了右边，右边的脉到了左边（左之右，右之左），再分挟鼻翼两旁而上（上挟鼻孔），然后与足阳明经的承泣穴相接。

其循行途径略如图 2。

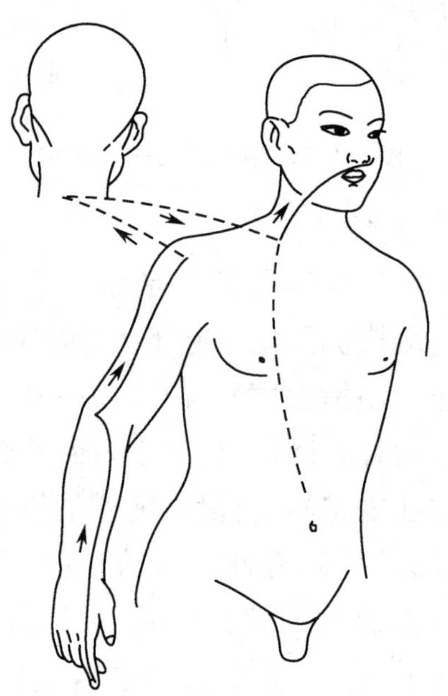

图 2　手阳明大肠经脉循行示意图

3. 足阳明胃经

足阳明胃经的循行途径是：紧接手阳明经循行途径起于鼻翼之两旁，上行而左右交会于鼻茎（起于鼻之交頞中），就近会于足太阳经的睛明穴（旁纳太阳之脉），向下沿着鼻外方，进入到上齿中（下循鼻外，入上齿中），与督脉的龈交及水沟两穴交会，再出来挟口吻的两旁（还出挟口），再环绕唇下而左右相交于任脉的承浆穴（环唇，下交承浆），再退转来沿着下颔的后下方（却循颐后下廉），走出于本经的大迎穴（出大迎），再到下颔角前下方的颊车穴，再向上到耳前下关穴（循颊车上耳前），再经过耳前颧弓上缘，与足少阴经的客主人穴交会（过客主人），再沿着鬓发边缘到额颅头维穴并与督脉的神庭穴相交（循发际至额颅）。

它的第一条支脉，从大迎穴处向下到颈部喉结旁的人迎穴（其支者从大迎前下人迎），沿着喉咙的两侧而进入锁骨窝并分为深浅两支其深支向下内行（循喉咙入缺盆），穿过横膈膜（下膈），而以胃为所在部位，并与足太阴经相联络（属胃络脾），其浅支，从锁骨窝处缺盆穴向下到乳部的内缘（其直者从缺盆下乳内廉），再向下行于脐窝的两旁（下挟脐），自天枢、外陵等穴而下，进入鼠蹊部的气冲穴（入气街中）。

它的第二条支脉从胃的下口下脘穴附近，沿着腹腔深层（其支者起于胃口，下循腹里），走本经之里，足少阴经之外而下行至鼠蹊部气冲穴处与第一条支脉的浅支相合（下至气街中而合），再自此而下沿着大腿前面经髀关穴、伏兔穴，向下进入膝眼中的犊鼻穴(以下髀关，抵伏兔，下膝膑中)，再向下沿着胫骨的外侧再下行经足三里、巨虚等穴下行于足背（下循胫外廉，下足跗)，经解溪、陷谷等穴进入中指内间的内庭穴（入中指内间)，而再到第二足趾外间的厉兑穴。

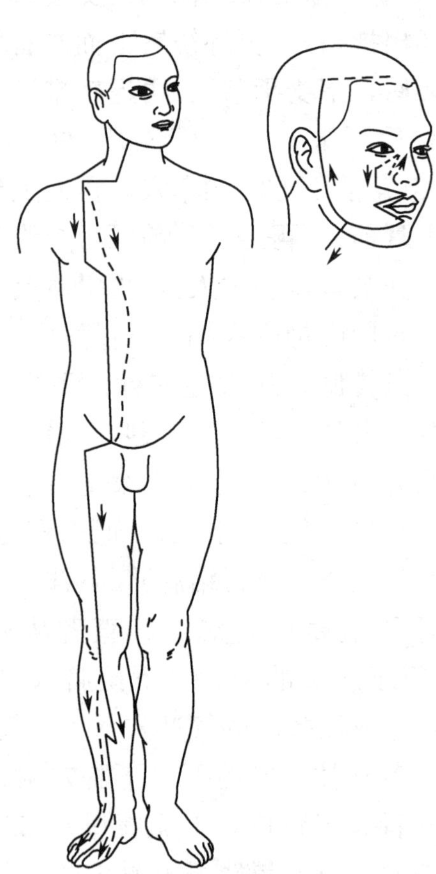

图3　足阳明胃经脉循行示意图

它的第三条支脉是自膝下三寸足三里穴处而另外分出(下廉三寸而别),向下进入中趾外间（下入中指外间）。

它的第四条支脉是从足背冲阳穴处分出，进入足大趾间（其支者，别跗上，入大指间），斜出于足厥阴经行间穴的外方，沿着大趾下面走到尖端（出其端），并以此连接于足太阴经。

其循行途径略如图 3。

4. 足太阴脾经

足太阴脾经的循行途径是：它紧接足阳明经的经脉，自足大趾内侧尖端的隐白穴（起于大指之端），沿着大足趾内侧的边缘（循指内侧白肉际），经过第一趾跖关节突起的后面以后（过核骨后）上行于足内踝的前面（上内踝前廉），经商丘穴上行到小腿的内侧（上踹内）沿着胫骨的前后方（循胫骨后），经三阴交、地机等穴位，与足厥阴肝经的经脉相交叉，并走在足厥阴经的前面（交出厥阴之前），再经阴陵泉等穴上走入膝关节的内侧，再上走入大腿内侧的前面（上膝股内前廉），经血海、冲门等穴而上行进入腹部（入腹），再与任脉交会上行而以脾为所在部位，并与胃相联络（属脾，络胃）。然后再向上穿过横膈，并与手太阴肺经相会，再上行沿食管的两旁上行到舌根部及舌下（上膈挟咽，连舌本，散舌下）。

它的支脉由胃脘部腹哀穴处分出，再从胃脘部中脘穴的外方（其支者复从胃），穿过横膈（别上膈），到心中（注心中），会任脉以后与手少阴经相连接。

其循行途径略如图 4。

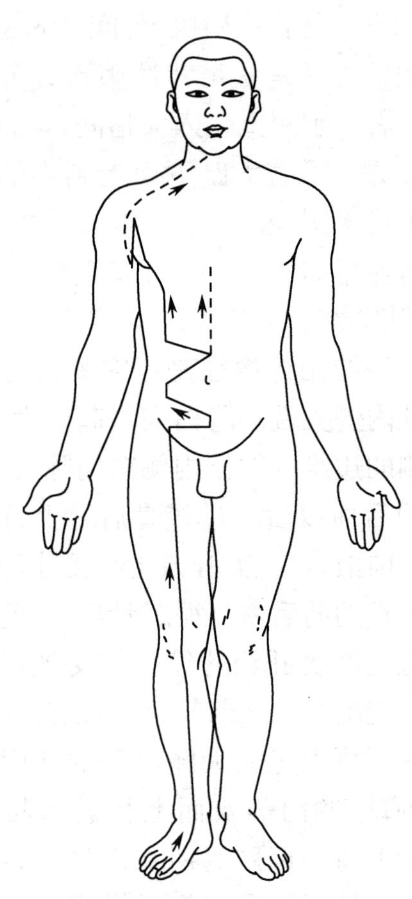

图 4　足太阴脾经脉循行示意图

5. 手少阴心经

手少阴心经的循行途径是：紧接着足太阴经的经脉，自心中开始，外出与心系，亦即心与其他器官联系的脉络相合（起于心中出属心系），在膻中穴处与任脉相会，并在膻中穴的外方向下穿过横膈（下膈），到任脉的下脘穴附近与小肠相连络（络小肠）。

另外有一条支脉也从心系开始向上沿着食管的两侧（其支者，从心系上挟咽），联接于眼睛部分，合于目内眦（系目系）。

它的直行干线，除了向内走与小肠相联络的那一支外，还有一支从心系向外走到胸部经过肺部（其直者，复从心系却上肺），走出到腋窝的下面（下出腋下），经过极泉穴向下沿着上膊内后方（循臑内后廉），走在手太阴和手厥阴经的后面（行手太阴心主之后），下行于肘内后方（下肘内），沿着前臂的内后方（循臂内后廉），到达腕关节尺侧豆骨突起处（抵掌后锐骨之端），进入到靠近手掌小指的一侧（入掌内后廉），沿着小指的内侧走出于小指的尖端爪甲旁的少冲穴处（循小指之内，出其端），并在此与手太阳经相连接。

其循行途径略如图 5。

6. 手太阳小肠经

手太阳小肠经的循行途径是：紧接着手少阴经的经脉，起于小指外侧的尖端少泽穴处（起于小指之端），沿着手背尺侧经前谷、后溪等穴位（循手外侧），向上走出于腕部尺骨茎突的中间阳谷穴处（上腕出踝中），再一直向上沿着尺骨下面边缘养老、支正等穴处（直上循臂骨下廉），到肘尖后面尺骨鹰嘴与肱骨内上踝的中间小海穴处（出肘内侧两筋之间），再向上沿着上膊外侧的后缘（上循臑外后廉），走出于肩关节后面

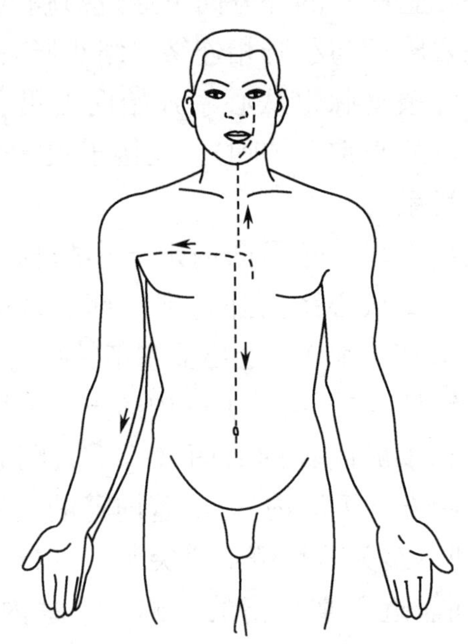

图5　手少阴心经脉循行示意图

肩贞穴处，即绕行于肩胛冈下窝的臑俞、天宗处和肩胛冈上窝秉风、肩中俞等穴位以后，交会于督脉的大椎穴（出肩解，绕肩胛），再从大椎穴向前经肩上而从锁骨窝缺盆穴处入胸（交肩上、入缺盆），下行会于任脉的膻中穴并与心相联络（络心），再沿着食道下行，穿过膈膜会于任脉的上、中脘穴，走任脉的外方，到下脘附近而以小肠为所在部位（循咽、下膈，抵胃，属小肠）。

它的支脉，从缺盆沿着颈部向上经天窗、天容等穴到面颊部（其支者，从缺盆循颈上颊），到目外眦与足少阳经的瞳子髎交会（至目锐眦），并退转来与手少阳经的和髎穴相会，进入耳中的听宫穴处（却入耳中）。

它的另外一条支脉自面颊颧部的颧髎穴处分出，斜向眶下缘直达目内眦在睛明穴处与足太阳膀胱经经脉相连接（其支者，别颊与䪼抵鼻至目内眦，斜络于颧）。

其循行途径略如图 6。

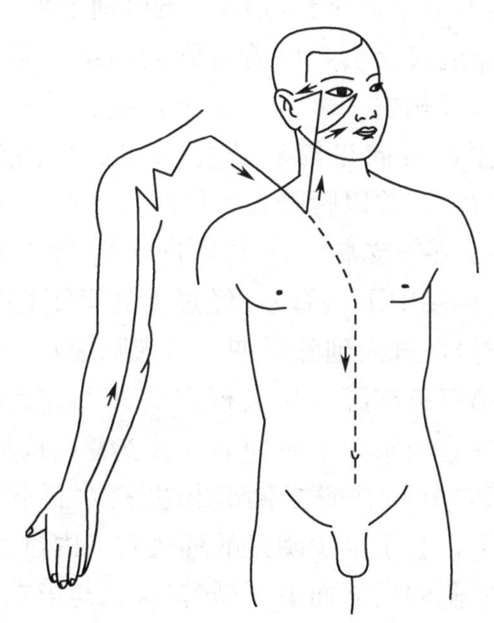

图 6　手太阳小肠经脉循行示意图

7. 足太阳膀胱经

足太阳膀胱经的循行途径是：起自眼睛内角的睛

明穴处（起于目内眦），向上经额部的攒竹穴到颅顶，与督脉的神庭穴交会，经过曲鬓等穴而至通天穴后，与督脉的百会穴交会于巅顶（上额、交巅）。

它的第一条支脉（其支者），从百会穴分出到耳上方，与足少阳经的曲鬓至完骨等穴位交会（从巅至耳上角）。

其直行的经脉，从颅顶络却、玉枕等穴处向里入脑部，并与督脉的脑户穴交会（其直者，从巅入络脑）。然后再出来向下到项部（还出别下项），与督脉的大椎、陶道穴交会，沿着肩胛的内缘，循肩膊内并行在脊椎两旁相去一寸五分而下，挟脊，一直到达腰部，抵腰中，再向里沿着背脊内与足少阴肾相通连（入循膂络肾），并以膀胱为本经所在部位（属膀胱）。

它的第二条支脉，从腰中向下并行于脊椎两旁（其支者，从腰中下挟脊），经过上髎至下髎等穴穿过臀部（贯臀），进入到膝后腘窝（入腘中）。

它的第三条支脉，从大杼穴的外下方，走于肩胛内缘，分左右两条穿过肩胛部（其支者，从膊内左右，别下贯胛），并行在脊椎两旁相去三寸而下（挟脊），经过大转子，会于足少阴经的环跳穴（内过髀枢），再沿着大腿外侧的后面而下（循髀外），与第二条支脉相会合膝后腘窝委中穴处（从后廉下合腘中），再往下经过小腿（以下贯踹内），走出于外踝后面（出外踝之后），沿着足背靠第五跖骨的边缘到小趾外侧的尖端至阴穴处（循京骨至小指外侧）。并自此斜入足底与足少阴肾经的涌泉穴相连接。

其循行途径略如图 7。

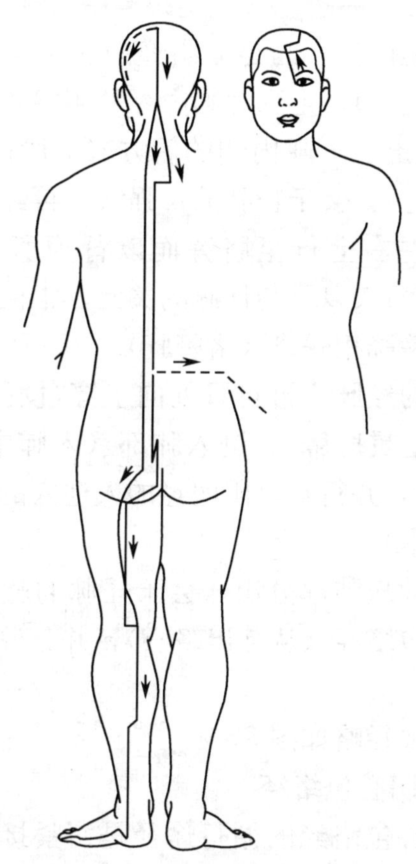

图 7　足太阳膀胱经脉循行示意图

8. 足少阴肾经

足少阴肾经的循行途径是：紧接着足太阴膀胱经的经脉在足小指下开始（起于小指之下），斜向足底的涌泉穴（邪走足心），然后再往前走至舟骨粗隆的后面然骨穴处（出于然骨之下），然后再沿着内踝的后面（循内踝之后），曲折地进入足跟当中（别入足跟），然后再沿着小腿内侧，与足太阴经的三阴交穴相会再往上行（以上踹内），走到膝腘内缘的阴谷穴处（出腘内廉），再向上走于大腿内侧的后方（上股内后廉），穿过脊骨（贯脊），会于督脉的长强穴，再经会阴到下腹部，经任脉左右上行至脐旁而以肾为所在部位（属肾），并在肓俞穴以下与任脉的关元、中极等穴位相会而与足太阳膀胱相联络（络膀胱）。

其直行的经脉，再自肾处向上穿过肝及横膈（其直者，从肾上贯肝膈），进入肺部（入肺中），沿着喉咙（循喉咙），并行在足阳明经的人迎穴的前面而到舌根部（挟舌本）。

它的支脉从肺部分出，会于任脉的膻中穴而交接于手厥阴心包络经（从肺出络心），并分散到整个胸部（注胸中）。

其循行途径略如图 8。

9. 手厥阴心包络经

手厥阴心包络经的循行途径是：紧接着足少阴肾经的经脉，从胸中开始（起于胸中），出来以后即以心包络为其所在部位（出属心包络），然后在任脉的膻中穴附近向下穿过横膈（下膈），与手少阳三焦经并行相互联络（历络三焦）。

它的第一条支脉，从膻中附近分支（其支者）沿

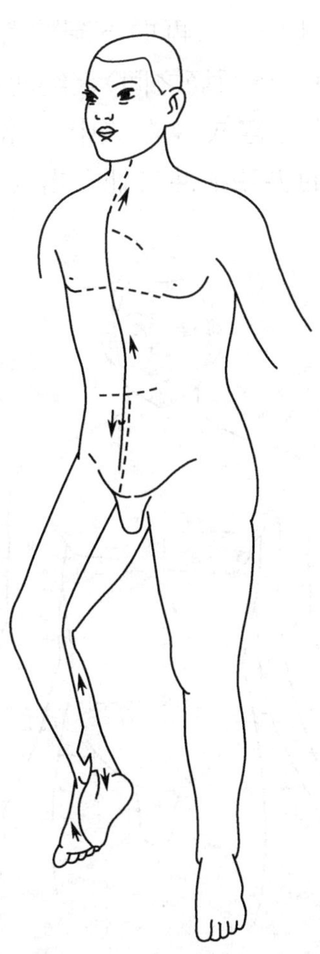

图 8　足少阴肾经脉循行示意图

着胸部走出于胁肋（循胸出胁），到腋下三寸之处（下腋三寸），再向上经过腋窝到腋下（上抵腋下），然后沿着上膊内侧（循臑内），经天泉等穴走在手太阴经和手少阴经的中间（行太阴、少阴之间），进入到肘窝中央的曲泽穴（入肘中），再向下到前臂（下臂），走在两根肌腱的当中（行两筋之间），经间使、大陵等穴进入到手掌中心的劳宫穴（入掌中），沿着中指（循中指），直到中指的尖端中冲穴处（出其端）。

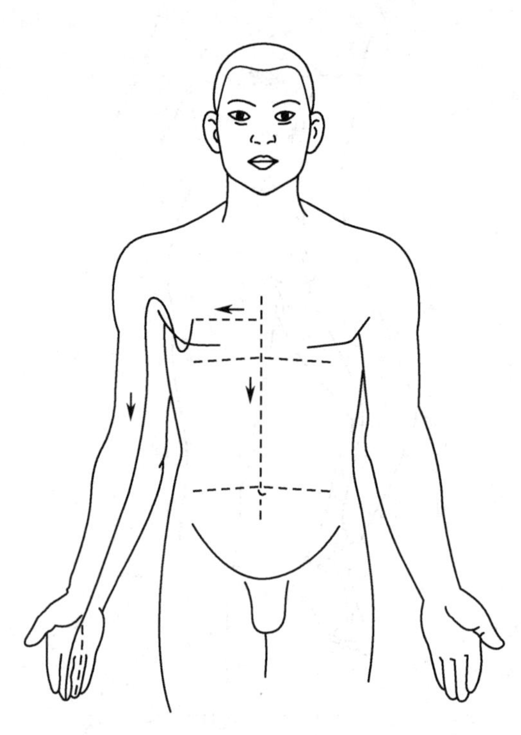

图9　手厥阴心包经脉循行示意图

它的第二条支脉，从手掌中心的劳宫穴处分出（其支者，别掌中），沿着无名指靠小指的一侧（循小指次指），走到尖端（出其端），与手少阳三焦经相连接。

其循行途径略如图9。

10. 手少阳三焦经

手少阳三焦经的循行途径是：紧接着手厥阴心包络经的经脉，起于手无名指靠小指一侧尖端的关冲穴处（起于小指次指之端），再向上走出在第四和第五掌骨之间，经液门、中渚等穴位沿着手背到腕关节外侧（循手表腕），经阳池穴行走于前臂桡骨和尺骨之间（出臂外两骨之间），再向上穿过肘部（上贯肘），沿着上膊外侧（循臑外），走上肩部交出于足少阳经的后面（上肩而交出足少阳之后），与手太阳经的秉风及足少阳经的肩井等穴交会以后，进入缺盆（入缺盆），再下行分布于两乳之间，会于任脉的膻中穴（布膻中），并与心包络相连络（散络心包），然后再下行穿过横膈（下膈），沿着任脉自上而下一直到任脉的阴交穴附近（循属三焦）。

它的第一条支脉，自任脉膻中穴处分出后向上走出缺盆（从膻中上出缺盆），向后走至项背与督脉的大椎穴交会，再走上项后（上项）到耳后，一直向上走出于耳上角瘈脉、角孙穴处（系耳后，直上出耳上角），会于足少阳的悬厘、颔厌两穴，弯曲下行，经过耳颊处到面颧部分，与手太阳经的颧髎穴交会（以屈下颊至𩓐）。

它的第二条支脉，从耳后翳风穴分出，再进入耳中（从耳后入耳中），再走出于耳珠前面，会于手太阳经的听宫穴，再到本经的耳门穴（走出耳前），并与足少阳经的客主人穴相会（过客主人前），并在耳颊部与和髎穴相交（交颊），到目外角丝竹空穴处，会于瞳子髎（至目锐眦），并与足少阳胆经相连接。

其循行途径略如图 10。

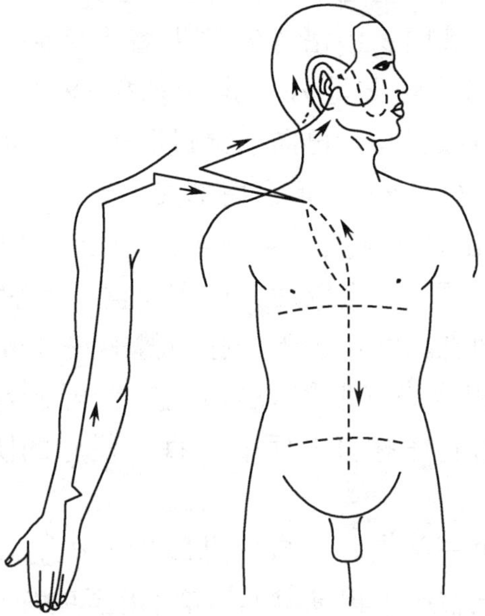

图 10　手少阳三焦经脉循行示意图

11. 足少阳胆经

足少阳胆经的循行途径是：紧接着手少阳经的经脉，起始于眼睛的外角瞳子髎处（起于目锐眦），历听会、客主人，会于手少阴经的和髎穴后，再向上到头角（上抵头角），经颔厌、率谷等穴会于手太阳经的角孙穴以后，即下到耳后（下耳后），从完骨穴外折向上，到本经的本神、阳白等穴，再会于足太阳膀胱的睛明穴，再上行从临泣穴一直到风池穴，再沿着颈部往下走（循颈），开始时走在手少阳经天牖穴的前面（行手少阳之前），到肩部肩井穴处又走在手少阳经的后面（至肩上却交出手少阳之后），与督脉的大椎穴、足太阳经的大杼穴、手太阳经的秉风穴相会，再向前走进入缺盆（入缺盆）。

它的第一条支脉，从耳后风池穴处分出，会于手少阳经的翳风穴，进入耳中（从耳后入耳中），再走出于耳前，会于手太阳经的听宫穴（出走耳前），并直走至眼睛的外角（至目锐眦后）。

它的第二条支脉，从眼睛外角瞳子髎处分出（别锐眦），再向下走到下颌部足阳明经的大迎穴的附近（下大迎），再还上去与手少阳经的丝竹空、和髎、颧髎等穴相会合（合于手少阳），然后再向下走与足阳明经的下关穴相会（抵于蹞下），再沿着下颌骨往下走（加颊车），沿着颈部往下（下颈），并与前面进入缺盆的经络相合（合缺盆）。

进入缺盆后，又分为深浅两支往下走，深的一支下行到胸部与手厥阴的天池穴相会（以下胸中），穿过横膈（贯膈），并在足厥阴经的期门穴附近与肝相连络（络肝），并以胆为所在部位（属胆）。再沿着胁下会于足厥阴经的章门穴后往下走（循胁里），至腹股沟（出气街），环绕阴毛周围（绕毛际），而横入于股关节环跳穴处（横入髀厌中）。

其直下浅行的一支，从缺盆出发后，向下到腋窝（从缺盆下腋），沿着胸侧部的日月穴（循胸），经过季胁（过季胁），会于足太阳经的上髎、中髎及督脉长强穴后，与深支的经脉在股关节环跳穴处相会合（下合髀厌中），然后再沿着股关节的外侧（下循髀阳），膝关节的外侧（出膝外廉），腓骨的外侧前缘（下外辅骨之前）一直到外踝的阳辅、悬钟等穴处（直下抵绝骨之端），然后再走出于外踝的前面（下出外髁之前），沿着足背上面（循足跗上），进入第四跖骨和第五跖骨之间的侠溪、窍阴穴处（入小指次指之间）。

它的第三条支脉，从脚背临泣穴处分出，进入到大趾中间（别跗上，入大指之间），沿着大趾岐骨内侧（循大指岐骨内），至足大趾尖端（出其端），再回过来穿过爪甲（还贯爪甲），在足大趾背有稀毛处（出三毛），与足厥阴肝经相连接。

其循行途径略如图 11。

12. 足厥阴肝经

足厥阴肝经的循行途径是：紧接着足少阳经的经脉，起始于大蹞趾背上丛毛当中大敦穴（起于大指丛毛之际），然后向上沿着足背上面边缘（上循足跗上廉）行走。在内踝前一寸中封穴处（去内踝一寸），向上走在小腿内侧与足太阴的三阴交交会，再往上走在内踝以上八寸之处，走到足太阴经的后面（上踝八寸交出太阴之后），经过膝关穴走到膝腘内缘的曲泉穴处（上腘内廉），再沿着大腿内侧（循股阴），走到阴毛当

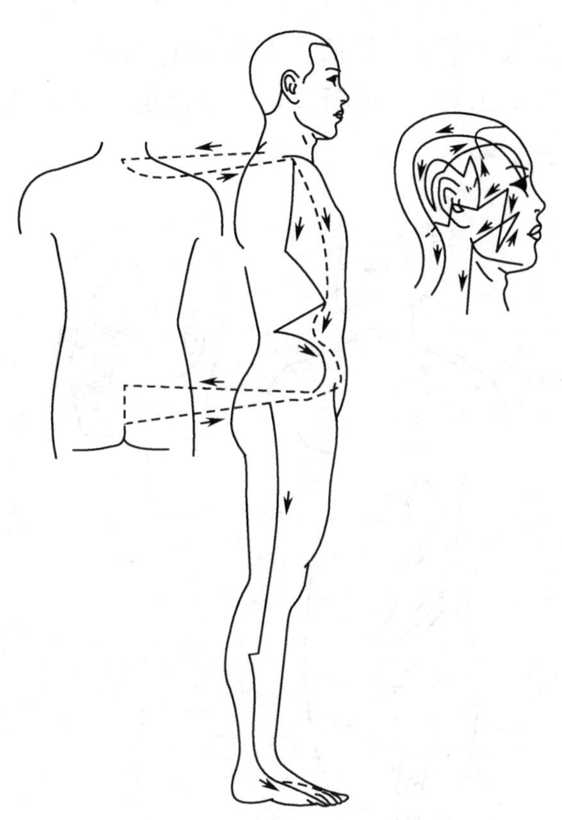

图 11　足少阳胆经脉循行示意图

中（入毛中），绕过外生殖器（过阴器），会于足太阴经的冲门、府会两穴，然后到达下腹部（抵小腹），与任脉的曲骨、中极、关元交会，并行在胃的两旁（挟胃），到章门、期门穴以后，至此以肝为所在部位（属肝），并在日月穴附近与胆经相联络（络胆），然后向上穿过横膈（上贯膈），并散布在两胁肋（布胁肋），然后再往上沿着喉咙的后方向上（循喉之后），走入后鼻孔（上入颃颡），并通入目系（连目系），再向上经过额部（上出额），到颅顶，与督脉的百会穴交会（与督脉交会于巅）。

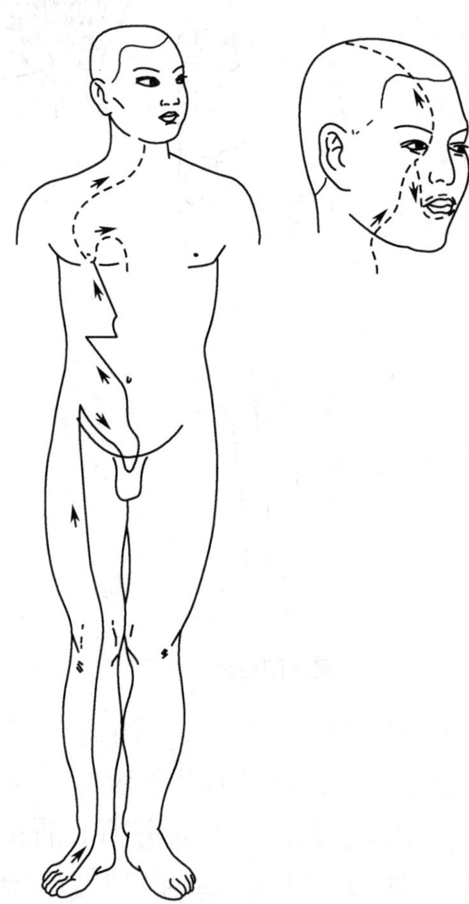

图 12　足厥阴肝经脉循行示意图

它的第一条支脉，从眼睛分出，走在面颊部的深层（从目系下颊里），环绕于口唇周围（环唇内）。

它的第二条支脉，也从期门穴处分出（复从肝），从另途穿过横膈（别贯膈），进入到肺（上注肺），与手太阴肺经相连接。

其循行途径略如图12。

（三）人体生理及病理生理现象的经验归类

中医学是我国古代劳动人民在长期生活及与疾病作斗争中的经验总结，其理论体系也正是这些经验的系统性整理和概括。中医从经验中体会到人体之所以能维持正常的生理活动以及人体在遭受致病因素作用以后而出现的各种病理生理改变，都是人体中各个器官，各种功能共同作用的相互影响的结果。对于人体的器官，中医学以功能为基础，以外在表现为依据，从经验上和分析推理上，以取类比象的方法把它分为十一个并把它与人体解剖上的器官联系起来。这十一个器官是：君主之官、相傅之官、将军之官、仓廪之官、作强之官、臣使之官、中正之官、受盛之官、传道之官、决渎之官、州都之官。兹分别作如下介绍和讨论。

1. 心为君主之官

（1）人体全身器官中的最高主持者

人体各个器官之所以能相互协调作用，藏象学说根据分析推理认识到其中必有一个最高主持者。这个最高主持者，藏象学说联系解剖上的脏腑，命名之曰

"心"。因此《内经》谓："心者，君主之官也。"（《素问·灵兰秘典论》）由于如此，所以凡属人体各器官，由于失去全身主持而发生的功能紊乱失调现象，中医学认为即属于心病。由于"心"是被指代为人体中的最高主持者属于君主之官，因此中医学也就对心的作用高度重视而把它放在一个极其重要的特殊地位。《内经》谓："主明则下安，以此养生则寿，殁世不殆，以为天下则大昌。主不明则十二官危，使道闭塞而不通，形乃大伤，以此养生则殃，以为天下者，其宗大危，戒之戒之。"（《素问·灵兰秘典论》）《内经》中这段论述，把"以此养生"与"以为天下"相提并论，说明了所谓"心为君主之官"的提法，只不过是一种取类比象的提法，它指的只是人体的全身主持者，所谓"心"，不过是一个代称而已。这是"藏象"二字，重点在象的又一例证。

（2）主神明

所谓"神明"，也就是指人体的一切高级复杂的精神活动状态以及一切正常的意识思维。《内经》谓："请言神，神乎神，耳不闻，目明心开而志先，慧然独悟，口弗能言，俱视独见，适若昏，昭然独明，若风吹云，故曰神。"（《素问·八正神明论》）又谓："在志为怒，""在志为忧，""在志为喜，""在志为恐。"（《素问·阴阳应象大论》）又谓："积神于心，以知往今。"（《灵枢·五色》）这里所谓的"喜"、"怒"、"忧"、"思"、"恐"等，都是指人体情志上的变化；"神乎神"、"慧然独悟"、"昭然独明"、"俱视独见"等，都是指人的聪明智慧；"以知往今"，是指人的分析判断能力，这也就是说人的聪明才智、情志变化、分析思考等等一切复杂的思维活动，都属于"神"。由于如此，所以我们对一个问题的思考和体会，一般叫做"神而明之"，或者叫做"心领神会"。神识昏迷，举动颠倒，精神反常，一般叫做"神明之乱"。这些高级的、复杂的精神活动，中医学认为都是在人体最高主持器官主持下进行的，而"心"被指代为人体最高主持者，因此临床上凡属出现神明之乱的患者，例如神昏谵语，意识思维活动障碍，中医学认为都属于心病。

（3）心主血，主脉

血，就是血液；脉，就是脉管。人体正常生理活动的正常进行，中医学认为是由于血液能够正常营运全身的结果。《内经》谓："是故血和则经脉流行，营复阴阳，筋骨劲强，关节滑利。"（《灵枢·本藏》）"肝受血而能视，足受血而能步，掌受血而能握，指受血而能摄。"（《素问·五脏生成》）而血又是以血脉为管道营运全身的，《内经》谓："经脉者，所以行血气而营阴阳，濡筋骨，利关节者也。"（《灵枢·本藏》）"夫脉者，血之府也。"（《素问·脉要精微论》）"经脉者，受血而营之。"（《灵枢·经水》）"经脉流行不止，环周不休。"（《素问·举痛论》）"经络之相贯，如环无端。"（《灵枢·邪气藏府病形》） "脉实血实，脉虚血虚。"（《素问·刺志论》）而血之所以能够在血脉内营运不已，则又是由于心主所主，《内经》谓："在体为脉，在藏为心。"(《素问·阴阳应象大论》)"诸血者皆属于心。"(《素问·五藏生成》)由于如此，所以一切出血性疾病，中医学认为都与心密切相关，认为属于心病。

（4）心在人体体表的外在表现

心在人体体表的外在表现主要是："其华在面"，"开窍于舌"，"在声为笑"，"在味为苦"，"在液为汗"，"在色为赤"，"在体为脉"。这些都是古人从经验上的归类，认为以上各种表现都与心密切相关，并把它作为临床上心病定位的依据。

2. 肺为相傅之官

（1）主治节

所谓"治节"，就是"治理"和"调节"。这就是说，人体的各种生理调节代偿功能均可以划属为肺的职能范围。《内经》谓："肺朝百脉，输精于皮毛。毛脉合精，行气于府，府精神明，留于四脏，气归于权衡。"(《素问·经脉别论》)这里所说的"四脏"，是指肺以外其余器官，"权衡"，就是指调节作用，说明了肺与全身器官的关系。由于如此，所以凡属"治节不行"，亦即人体各种生理调节代偿功能失调，中医学均认为与肺密切相关，认为属于"肺"病，因此所谓"相傅之官"的"肺"，实际上也就是人体正常生理调节代偿功能的经验归类代称而已。

（2）司呼吸、合皮毛

人的呼吸，中医学认为是肺之所司。《内经》谓：

“天气通于肺。”（《素问·阴阳应象大论》）“诸气者皆属于肺。”（《素问·五脏生成》）由于皮毛与呼吸有关，所以《内经》又谓：“皮毛者肺之合也。”（《素问·咳论》）因此凡属人体呼吸功能失调，中医学认为均与肺密切相关，认为属于肺病。

（3）肺藏“魄”

“魄”，《内经》谓：“并精而出入者谓之魄，”（《灵枢·本神》）“精”，《内经》认为是产生人生命的物质基础，所谓“人始生，先成精。”（《灵枢·经脉》）“两神相搏，合而成形，常先身生，是谓精。”（《灵枢·决气》）因此所谓“并精出入”的“魄”，我个人理解也就是人体与身俱来的某些本能反应，广义的说也就是指人体本身所固有的各种生理调节代偿功能，属于前述肺主治节的范围。明·张介宾在《类经·藏象类》中对“魄”的解释是“魄之为用，能动能作”，“初生时，耳目心识，手足运动，此魄之灵也。及其精神性识，渐有知觉，此则气之神也”，“魄之为用，……痛痒之所作也”。这就是说，“魄”的作用，具体来说主要就是指人体从先天得来的，本身就固有的本能动作和感觉功能。由于如此，所以凡属人体调节代偿的功能失调，特别是某些本能动作及感觉系统障碍，中医学认为与肺有关，认为属于肺病。

（4）肺在人体体表的外在表现

肺在人体体表的外在表现主要是：“肺合皮毛”，“开窍于鼻”，“在声为哭”，“在志为悲”，“在变为动为咳喘哮"，"在味为辛"，"在色为白"，"在脉为浮"等，这些也都是从经验上的相应归类，认为以上表现都与肺密切相关，并把它作为肺病的定位依据。

3. 肝为将军之官

（1）主疏泄

所谓"疏泄"，即疏通和排泄。人体的气血能够得到畅通，废物不致瘀阻而能得到正常的排泄，这就是因为人体中有疏泄作用的原因，这个作用中医学划属于"肝"，所谓"肝主疏泄"。由于如此，所以凡属疏泄不行，亦即气血运行出现障碍而见之气滞血瘀现象，中医学认为都与肝密切相关，认为属于肝病，因此所谓"肝主疏泄"，实际上也就是人体疏通调节功能的经验归类代称而已。

（2）肝主筋、主动

所谓"筋"，就是人体的肌肉和肌腱，人体的运动与肌腱肌肉密切相关，《内经》谓："肝……在体为筋，在脏为肝。"（《素问·阴阳应象大论》）把肌肉肌腱的运动作用，划属于肝的职能范围。由于如此，所以凡属人体运动障碍，中医学认为均属肝病，这实际上也就是人体运动系统的一个经验归类代称。

（3）肝藏魂

所谓"魂"，《内经》谓："随神往来者谓之魂。"（《灵枢·本神》）"神"，《内经》认为是人体中一切生理活动的最高主宰，为心之所主，"随神往来"意即在神的指挥下反应最快，亦步亦趋，这个现象就是

"魂"。"魂"，中医学划属为肝，为肝之所主。《内经》谓："肝者，罢极之本，魂之居也。"（《素问·六节藏象论》）"肝藏血，血舍魂。"（《灵枢·本神》）所谓"罢"，就是安静或抑制，"极"就是兴奋或紧张，"罢极之本"就是说"魂"的作用就是人体在心的指挥下所表现的正常兴奋或抑制作用。由于如此，所以凡属人体病因作用下所出现的兴奋或抑制功能失调，中医认为亦属肝病。

（4）肝在人体体表的外在表现

肝在人体体表的外在表现主要是：其华在爪，开窍于目，在志为怒，在声为呼，在变动为握，在味为酸，在色为青，在脉为弦。这些都是古人从经验上的归类，认为以上各种表现都与肝密切相关，并把它作为肝病定位的依据。

4. 脾胃为仓廪之官

（1）主运化

所谓"运化"，即运输和变化。人体摄入饮食营养物质以后，必须再加以变化成精微的物质并运输到人体全身各处，才能产生饮食的营养作用。《内经》谓："脾胃者，仓廪之官，五味出焉。"（《素问·灵兰秘典论》）又谓："饮入于胃，游溢精气，上输于脾。脾气散精，上归于肺，通调水道，下输膀胱。水精四布，五经并行。"（《素问·经脉别论》）又谓："脾病而四支不用何也？四支皆禀气于胃，而不得至经，必因于脾，乃得禀也。今脾病不能为胃行其津液，四支不得禀水谷气，气日以衰，脉道不利，筋骨肌肉，皆无气以生，故不用焉。”（《素问·太阴阳明论》）这些论述，都明显说明了人体纳入的饮食营养物质必须经过变化以后并运输到全身才能产生饮食的营养作用，因此所谓仓廪之官的脾胃，实际上就是人体主管后勤，保障供给的器官，也就是指人体饮食营养物质的摄入、消化、吸收、分布，亦即纳、化、运、布的正常生理功能活动现象。

（2）藏意、主思

意，是人体精神活动的一种，《内经》谓：“心有所忆谓之意。”（《灵枢·本神》）“在志为思。”（《素问·阴阳应象大论》）“脾为谏议之官，知周出焉。”（《素问·刺法论》）张介宾注：“忆，思忆也，谓一念之生，心有所向而未定者曰意。”（《类经·藏象类》）这就是说，意是指人的记忆能力和思虑活动。

（3）脾在人体体表的外在表现

脾在人体体表的外在表现是：其华在唇，在体为肉，开窍于口，在声为歌，在变动为呕吐噫呃，在味为甘，在色为黄，在脉为濡。这些也都是古人从经验上的归类，认为以上各种表现都与脾密切相关，并把它作为脾病的定位依据。

5. 肾为作强之官

（1）主藏精、主作强

精，前已述及是指人体赖以生存的精微物质，“藏精”，即人体这种精微物质的储藏现象。《内经》谓：

“肾者主水、受五脏六腑之精而藏之。”（《素问·上古天真论》）“藏精于肾。”（《素问·金匮真言论》）这就是说人体有一个储藏系统，这个系统中医称之曰“肾”。“作强”二字中的“作”，即“作用”，“强”，即“强实”。王冰注：“强于作用故曰作强。”（《素问·灵兰秘典论》王注）人体的生理作用之所以强实，中医学认为与“藏精”充足与否密切相关，这是因为“气生于精”，精足则气强，由于如此，所以凡属对于人体产生正常生理作用有关的一切物质储藏问题，中医认为都与肾密切相关，在储藏上发生了问题，即属肾病。

（2）主生长发育

人的生长发育，中医认为与肾密切相关。《内经》谓：“女子七岁，肾气盛，齿更发长。二七而天癸至，任脉通，太冲脉盛，月事以时下，故有子。三七，肾气平均，故真牙生而长极。四七，筋骨坚，发长极，身体盛壮。五七，阳明脉衰，面始焦，发始堕。六七，三阳脉衰于上，面皆焦，发始白。七七，任脉虚，太冲脉衰少，天癸竭，地道不通，故形坏而无子也。丈夫八岁，肾气实，发长齿更，二八，肾气盛，天癸至，精气溢泻，阴阳和，故能有子。三八，肾气平均，筋骨劲强，故真牙生而长极。四八，筋骨隆盛，肌肉满壮。五八，肾气衰，发堕齿槁。六八，阳气衰竭于上，面焦，发鬓颁白。七八，肝气衰，筋不能动，天癸竭，精少，肾藏衰，形体皆极。八八，则齿发去。”（《素问·上古天真论》）这说明了人体的生长发育与生殖能力的盛衰强弱与肾密切相关，因此凡属生长发育障碍，中医认为即属肾病。

（3）主水

人体水液运行，中医学认为与肾密切相关。《内经》谓：“肾者主水。”（《素问·上古天真论》）“帝曰：肾何以能聚水而生病？岐伯曰：肾者胃之关也，关门不利，故聚水而从其类也。上下溢于皮肤，故为胕肿。胕肿者，聚水而生病也。”（《素问·水热穴论》）说明了人体水液运行与肾的密切关系，因此凡属人体的水液运行失调，小便不利或遗溺尿多，中医学认为均属肾病。

（4）藏志

“志”，《内经》谓：“意之所存谓之志。”（《灵枢·本神》）所谓“意”，前已述及主要是指人的记忆和思虑活动，因此“意之所存”亦即是人的记忆和思虑能够集中并保留下来并成为目的，这就是“志”。“志”，中医学认为属于肾之所主，因此凡属思虑不能集中或记忆力严重减退，病态的志意消沉，中医认为均属肾病。

（5）肾在人体体表的外在表现

肾在人体体表的外在表现是：其华在发，在齿，开窍于耳及二阴，在声为呻为欠，在志为恐，在变动为栗，在味为咸，在色为黑，在脉为石。这些也都是古人从经验上的归类，认为以上各种表现都与肾密切相关。并把它作为肾病定位的依据。

6. 膻中为臣使之官

(1) 心主之宫城

膻中又称心包络，与“心”密切相关，因此《内经》谓：“膻中者，心主之宫城也。”（《灵枢·胀论》）不过膻中与心包络按照《内经》原文分析，并不完全相等。心包络似乎是心的外廓，而膻中则似乎又是指心的外廓的外廓，很可能指整个胸廓。《内经》谓：“藏府之在胸胁腹里之内也，若匣匮之藏禁器也，各有次舍，异名而同处，一域之中，其气各异。”“夫胸腹，藏府之廓也。膻中者，心主之宫城也。”（《灵枢·胀论》）从《内经》这一段原话明显的可以看出，整个胸腹是人体脏府的外廓，而膻中亦即两孔间的部位，则是“心主”的外廓，“心主”，是指心包络。因此，“膻中者，心主之宫城也”一语，应该是指心包络的外廓，也很可能包括整个胸腔在内。

(2) 为上气海

中医学认为膻中为宗气所聚，因此又名之曰上气海，《内经》谓：“膻中者，为气之海……气海有余者，气满胸中，悗息面赤；气海不足，则气少不足以言。”（《灵枢·海论》）由于膻中与心密切相关，而《内经》又特别指出：“诸邪之在于心者，皆在于心之包络。”（《灵枢·邪客》）因此凡属“心”病，应首先考虑膻中的问题。由于膻中为气海，宗气所聚，位置在胸中，因此，凡属肺病，与呼吸有关的疾病，也要考虑膻中的问题。于此可见，这里所指的臣使之官的膻中，实际上也就是人体心肺功能的另一经验归类的代称。

7. 胆为中正之官

（1）主决断

所谓："决断"，其义有二：其一是指正常的决断能力，亦即能够完全控制自己的意识和动作，此一点与肝藏魂有相似之处。这是因肝和胆一脏一腑，一表一里，一阴一阳，因此亦有共同作用之故；其二是指准确，恰如其分，不偏不倚。《内经》谓："胆者，中正之官。"（《素问·灵兰秘典论》）王冰谓："刚正果决，故官为中正。直而不疑，故决断出焉。"（《素问·灵兰秘典论》王注）由于如此，所以凡属人体正常的决断能力丧失，表现为病态的决断不能或动作上的手不应心，准确失度。例如某些精神神经病患者，中医认为此均与胆的作用失调有关，属于胆病。

（2）十一脏皆取决于胆

《内经》谓："凡十一脏，取决于胆也。"（《素问·六节藏象论》）这就是说人体各个器官的正常生理活动首先要取决于胆的作用是否正常。为什么十一脏要取决于胆，历代诸家都没有把问题说清楚。我的意见这与胆和肝的疏泄职能有关，所谓疏泄，前已叙及，主要是指疏通气血，人体中任何器官，包括君主之官的心在内，都必需在气血调达的情况下才能发挥其各自的正常职能。而肝胆均主疏泄，有疏通气血的职能。因此，十一脏均取决于胆。但为什么不说取决于肝而独说取决于胆呢？这是因为肝为阴木，胆为阳木。《内经》谓："阳予之正，阴为之主。"（《素问·阴阳离合论》）"阴为阳基"，"阳为阴统"，阴阳之间，从活动上说主导作用在阳的缘故。张介宾谓："胆附于肝，相为表里，肝气虽强，非胆不断，肝胆相济，勇敢乃成。"（《类经·藏象类》）张氏在此虽然是谈另一个问题，但于此却说明了肝与胆之间互济相成的关系。在中医治疗上对于增强肝胆疏泄作用方面，一向是高度重视的。《素问·至真要大论》病机十九条，最后总结治疗时谓"疏其血气，令其调达，而致和平"，特别强调这个"疏"字，说明了对疏通气血的高度重视。现在有人强调各种疾病都与气滞血瘀有关，因而在治疗上普遍用疏肝活血化瘀法。而有的人又强调万病皆"痰"，把温胆汤一类方剂作为通用方，而两者都能收到一定效果。这从理论上说，可能与肝胆主疏泄，十一脏皆取决于胆有关。值得加以研究。

8. 小肠为受盛之官

受盛之官即指人体中受纳水谷饮食并使之发生变化，分别清浊的器官，实际上也是指人体的一种生理活动现象，藏象学说联系到解剖上的脏腑，命名曰："小肠"。因此《内经》谓："小肠者，受盛之官，化物出焉。"（《素问·灵兰秘典论》）

受盛之官之所以为受盛之官，是因为中医学认为它代表着人体对饮食分别清浊的能力和"济泌别汁"的作用，由于如此，所以凡属对饮食水谷的消化吸收能力障碍或小便排泄异常，中医学认为均与人体对饮食分别清浊的能力或“济泌别汁”的作用失调有关，认为属于小肠病变或与小肠密切相关。因此所谓“受盛之官”的“小肠”实际上也就是上述生理功能的经验归类代称而已。

9. 大肠为传道之官

传道之官即指人体中排出糟粕物质的器官，实际上也是人体的一种生理现象，藏象学说联系到解剖上的脏腑，命名曰“大肠”。因此《内经》谓：“大肠者，传道之官，变化出焉。”（《素问·灵兰秘典论》）王冰注：“传道，谓传不洁之道。变化，谓变化物之形。故云传道之官，变化出焉。”

传道之官之所以为传道之官，是因为中医学认为它代表着人体有排出饮食被消化吸收后所剩下糟粕物的能力。凡属这个排出糟粕物的能力失调，如大便秘结或大便不畅，里急后重，下痢脓血等等，中医学认为均与大肠有关，属于大肠病变。因此，所谓传道之官的大肠，实际上也就是上述生理功能的经验归类代称而已。

10. 三焦为决渎之官

决渎之官，按照张景岳的解释是：“决，通也；渎，水道也。上焦不治，则水泛高原；中焦不治，则水留中脘；下焦不治，则水乱二便。三焦气治，则脉络通而水道利，故曰决渎之官。”（《类经·藏象类》）因此，所谓：“决渎之官”也就是指管理人体全身水液运行的器官，这个器官联系到解剖学上的脏腑，命名

曰："三焦"。因此《内经》谓："三焦者，决渎之官，水道出焉。"（《素问·灵兰秘典论》）

"决渎之官"之所以为"决渎之官"，是因为中医学认为它代表着全身水液运行功能，而全身水液的正常运行又是人体全身各个器官综合作用的结果，因此中医学把它与"三焦"联系起来。因为"三焦"是人体"上焦"、"中焦"、"下焦"的总称，上自咽喉，下自膀胱，整个胸腔和腹腔都和它发生关系。上焦与心肺功能密切相关，下焦与肝肾功能密切相关，中焦与脾胃功能密切相关。上焦主纳，中焦主化，下焦主出。上焦如雾，中焦如沤，下焦如渎。《内经》称"三焦"为孤府，《难经》称之为外府，这就是说三焦实际上是指整个人体。因此所谓"决渎之官"的"三焦"，实际上也就是人体全身水液运行功能的经验代称。由于心肺功能失调而引起的全身水液运行失调属上焦疾病；由于脾胃功能失调而引起的水液运行失调属中焦疾病；由于肝肾功能失调而引起的水液运行失调属下焦疾病。如是而已，岂有他哉？

11. 膀胱为州都之官

"州都"即"州渚"，意即水中小岛。"州都之官"即管理水液排泄的器官。"州都之官"与前述"决渎之官"的区别是范围大小问题。前者是指全身的水液运行，而后者则系指排泄小便而言。这个器官联系到人体解剖上的器官，藏象学说命名之曰"膀胱"。因此《内经》谓："膀胱者，州都之官，津液藏焉，气化则

能出矣。”（《素问·灵兰秘典论》）

“州都之官”之所以为“州都之官”，是因为中医学认为它代表着人体储藏和排泄小便的生理功能。这里所指的“津液藏焉”，应该是指的“津液之余”。所谓“津液之余”，即人体正常生理活动需要以外的多余水分。这种水分必须由小便排出体外，所谓“津液之余者，入胞则为小便。”（《诸病源候论·五脏六腑病诸候》）这也就是说人体中多余的水分流到膀胱变成小便排出。换句话说，也就是膀胱有盛尿和排尿的作用，凡属排尿障碍，中医学认为均与膀胱密切相关。于此可见，所谓“州都之官”的膀胱，实际上也就是指人体的排尿功能。

根据以上所述，我认为可以明显看出，中医学中的藏象学说完全是在我国古代医家在生活实践、临床治疗实践和当时粗浅的解剖知识三方面的基础上建立起来的。藏象学说的基本内容实际上也包含着上述三方面的内容，而主要的则是在生活实践和临床实践中所积累起来的经验。尽管在藏象学说中有一些解剖学上的器官名称，有的也确有一定程度上的联系，例如肠、胆、心、胃、肺等等，但更主要的则是以这些器官的名称作为人体正常生理活动现象的代称，并以之归类临床经验。因此，我们学习中医学中的藏象时，绝对不能硬以现代解剖知识加以对照，而必须从经验归类的角度来理解，只有这样才能有助于对祖国医学的继承与发掘整理，否则就会走向邪路。

三、藏象学说在临床诊断治疗中的重要地位

藏象学说是中医学临床辨证论治的理论基础，是中医学中一门最基本的学说，直接指导着临床诊断治疗实践。其在临床诊断治疗的重要地位加以归纳，我认为主要有以下三个方面：

（一）藏象学说是疾病定位的物质基础

所谓“疾病定位”，即在临床上对于患者疾病确定其疾病的病所、病位。疾病定位是中医临床辨证论治中的一个最根本的问题。如果在临床辨证论治中不能对患者疾病确定其病所、病位，则对疾病的诊断治疗均皆无从谈起，即使治疗也只能是盲目的，根本谈不到针对性。

疾病定位，从中医学来看，藏象是疾病定位的物质基础。因为中医疾病定位的依据只能是与患者发病有关的各种客观表现，而藏象则正是这些与患者发病有关的客观表现的概括。

（二）藏象学说是疾病定性的依据

所谓“疾病定性”，即在临床上对于患者疾病确定其性质属性。“疾病定性”也是中医临床辨证论治中的一个根本问题。因为如果在临床辨证论治中不能对患者疾病性质加以确定，那么即使已经确定了病位、病所，也根本不能指导临床诊断和治疗。例如，只确定

了疾病在肝，在脾，在肾，在心，在肺等，如果不能再作出性质上的诊断，则这个肝、脾、肾、心、肺的病究竟是什么病？是虚？是实？是寒？是热？必将无法确定，因而也就无法对具体疾病作出具体的处理。因此必须在疾病定位的同时把疾病的性质也同时确定，并且把定位和定性密切结合起来，只有这样才能为最后对疾病的辨证作出结论。

"疾病定性"，从中医学来看，藏象是疾病定性的唯一依据。因为中医疾病定性的依据只能有两个，一个是藏象中各个脏腑的职能，例如肾藏精，肺藏气，心藏神，肝主疏泄，脾主运化等等。临床上即根据这些来推测其疾病的全身属性，如属阳，属阴，属气，属血等等；另一个则是根据藏象中的各种外在表现，例如：肝、心、脾、肺、肾与风、火、湿、燥、寒的关系等等，临床上即根据这些来分析其疾病的全身属性，如属寒，属热，属虚，属实等等。而这些分析又都是以藏象学说为依据分析衍化而来。

（三）藏象学说是"必先五胜""治病求本"的理论依据

所谓"必先五胜"，从精神上来说，即通过定位定性的分析，确定疾病的位置和性质，然后再根据其发展变化情况，找出其疾病的主要矛盾所在。所谓"治病求本"，亦即针对其主要矛盾进行治疗，这也就是《内经》中所说的："必伏其所主，而先其所因。"（《素问·至真要大论》）这是中医辨证论治的精髓所在，而如何在临床辨证论治中具体体现这个基本精神？藏象学说就是极其重要的理论依据。藏象学说认为，人体是一个有机的整体，从藏象角度出发，人体各个脏器密切相关，任何一个器官有病，都必然涉及到其他器官。同时任何一个器官也必然受到其他器官的影响。任何一种病理生理变化也都可以互相转化。因此，在临床上辨证论治，藏象学说就十分强调既要根据疾病的外在表现对患者疾病进行定位和定性，但又必须重视其相互之间的关系和发展变化，从而作出相应的判断和处理。从“辨证”上说，这就是“必先五胜”，“先其所因”；从“论治”上说，这就是“治病求本”，“伏其所主”。这就是中医“辨证论治”的理论基础。

第三讲

“辨病论治”与“辨证论治”

“辨病论治”就是根据各种疾病的临床特点，对患者作出相应的诊断和治疗；“辨证论治”则是综合患者有关的各种临床表现，以分析并判断其性质，然后再进行相应的处理。应该说，中西医都有其各自的“辨病论治”和“辨证论治”体系。但是，也应该承认他们之间确实是互有长短，特别是中医的“辨证论治”，尤其是在如何进行“辨证论治”方面，存在着的问题还很多。为了中西医之间团结合作，相互之间取长补短，以便加快中西医结合，创造我国统一的新医药学步伐，我认为很有必要对这个问题进行讨论，以下说说我的个人意见。

一、中医的“辨病论治”与“辨证论治”

（一）中医的“辨病论治”

中医书上所提出的疾病很多，有些是根据疾病部位命名，如肺痈、肠痈；有些是根据病因命名，如伤食、中暑；有些是根据患者的临床表现命名，如黄疸、消渴。这些疾病各有其临床特点。由于近代中医不少人强调“辨证”，不太十分重视“辨病”，因此，现在不少同志对中医的病名已经不太熟悉。现在按人体各个部位，同时结合一些现代疾病分类方法，将一般中医书上比较常见的疾病病名及临床特点，简表介绍，以供参考。

中医常见疾病病名及临床特点

1. 传染病

病　名	临床特点
中风	发热，汗出，恶风，脉缓
伤寒	发热，恶寒，无汗，体痛，呕逆，脉浮紧
温病（春温、暑温、秋燥、冬温、风温、湿温）	发热，汗出，口渴，不恶寒者为温病。其在立春后，夏至前发病者曰春温；在小暑、大暑之间发病者曰暑温；秋令发病者曰秋燥；冬令发病者曰冬温；神昏谵语，惊痫抽搐者曰风温；发热不渴，头蒙面呆，胸闷身重，缠绵难已，甚则吐泻便血者曰湿温
痉病（刚痉、柔痉）	发热、恶寒、项强、抽搐、口噤曰痉。其发热恶寒，无汗者曰刚痉；发热，汗出，不恶寒者曰柔痉
恶核（核瘟）	肉里忽有核，累累如梅李，小如豆粒，皮肤疼痛，高热恶寒，卒然发病，迅速杀人

续表

病　　名	临床特点
疟疾（正疟、温疟、瘅疟、牝疟、劳疟、瘴疟）	往来寒热、休作有时，或一日，或间日，或三日发。典型者曰正疟；先热后寒者曰温疟；但热不寒者曰瘅疟；寒多于热者曰牝疟；反复发作者曰劳疟；发作时有神志障碍，且在岭南地区者曰瘴疟
痢疾（赤痢、白痢、噤口痢、休息痢、久痢、疫痢）	腹痛，后重，下痢脓血，发热或不发热曰痢疾。血多者曰赤痢；脓多者曰白痢；脓血相杂者曰赤白痢；干呕不能食，肢厥脉微者曰噤口痢；乍作乍止者曰休息痢；顽固不愈者曰久痢；发病急，来势猛，发热恶寒，神昏肢厥，迅即杀人者曰疫痢
瘟黄（急黄）	发热，恶寒，皮肤发黄者曰瘟黄；其发病急，来势猛，卒然发黄，心战，气喘，命在顷刻者曰急黄
风湿（中湿）	发热，恶寒，汗出，身重，关节疼痛，甚或不能屈伸
伤风	头痛，鼻堵，咳嗽，流涕，无热或微热
感冒	发热，恶寒，头身疼，咽痛，咳嗽，流涕
麻疹	小儿发热，皮疹，形如麻粒，色似桃花，发过不再发
痘疮（天花）	小儿发热，皮疹，经见点、起胀、灌浆、收靥、结痂各阶段，一发不再发
喉痧	发热，咽肿烂，声嘶哑，皮肤斑疹
丹毒	人体皮肤忽然焮赤如丹涂之状，或发手足，或发四肢，发热恶寒
白喉	咽头变白，拭之不去，壮热恶寒，或微有寒热，喉疼，头身痛
痄腮	发热，腮肿

续表

病名	临床特点
破伤风（脐风）	初因击破皮肉，以后变为恶候，口噤，目斜，角弓反张，小儿断脐以后发生者，曰脐风
猘犬病	猘犬伤人，令人狂乱如猘狗之状，凡猘狗伤人，七日辄一发，过三七日不发，则无苦也
厉风	鼻柱坏而色败，皮肤溃疡。大风有五死：一曰皮死，麻木不仁；二曰肉死，切割不痛；三曰血死，溃烂成脓；四曰筋死，手足脱落；五曰骨死，鼻梁崩塌，眼断唇翻，声哑
痨瘵	咳嗽、唾血、潮热、形羸色败
蛔虫	蛔虫长一尺或五六寸，其发动则腹中疼，发作肿聚，去来上下，痛有休息。口喜吐涎，多吐清水
蛲虫	形甚小如今之蜗虫状，其发动肛痒，发动甚者则能成痔瘘疥癣痈疽诸病疱
寸白虫	长一寸而色白，形小扁，发动损人精气，腰脚疼弱
沙虱	山内水间有沙虱，其虫甚细不可见，人入水浴及汲水澡浴，此虫著身，及阴雨日行草间亦著人，便钻入皮里。其诊法：初得时，皮上正赤如小豆黍粟，以手摸赤上疼如刺，过三日之后，令百节疼强痛寒热，赤上发疮
水毒	自三吴以东及南诸山郡山县，有山谷溪源处有水毒病，春秋辄得，一名中水，一名中溪，一名中洒，一名水中病，亦名溪温。初得恶寒，头微痛，目眶痛，心内烦懊，四肢振焮，腰背骨节皆强，两膝疼
食注	人有因吉凶坐席饮啖而有外邪恶毒之气随食饮入五藏……使人肢体沉重，心腹绞痛

续表

病　　名	临床特点
殃注	人有染疫疠之气致死，其余殃不息，流注子孙亲族，得病症状与死者相似
产注	人产后，虚气羸极，血气减少，形体柴瘦，沉痼不已

2. 头部及所属器官疾病

病　　名	临床特点
头风	头痛时作时止
眩晕	上重下轻，如坐舟车
面疱	面上生疱，头如米大
酒皶	鼻面上皶发赤疱
皻面	面皮上有滓如米粒
白内障	瞳子变白，不能视物
青盲	眼外状无异，不能视物
雀盲	昼而睛明，瞑则不见物
针眼	眼眦生小疱，如疮，以针穿即瘥
鼻痔	鼻中有息肉滞塞鼻窍
鼻渊	浊涕下不止
脑漏	与鼻渊相似，头疼浊涕不止
耳聤聍	耳聤聍者，耳里津液结聚而成，人耳皆有之，轻者不能为患，如结鞕成为核，塞耳，亦令耳暴聋
脓耳	耳痛流脓
口糜	口内生疮糜烂

续表

病　　名	临床特点
唇疮	口唇生疮
木舌	舌肿硬
骨槽风	牙疼，龈肿，齿动
风齿	齿外观无异，阵阵牙痛，时作时止
虫齿	牙痛齿上有洞如虫蛀
齿漏	龈肿出脓汁，愈而更发

3. 颈部及所属器官疾病

病　　名	临床特点
乳蛾（单蛾、双蛾）	形圆如小指头大，生于咽喉关上，或左或右为单蛾，左右两个者，名双蛾
喉痹	喉里肿塞痹痛，水浆不入
喉痈	咽喉生疮
缠喉风	咽喉里外皆肿，肿绕于外，且麻且痒
白喉	咽喉肿痛，咽头变白，拭之不去
瘰疬（马刀）	生于颈前项侧，结核如大豆，如银杏，瘰疬生于胸胁腋下硬如石，形如马刀，曰马刀
瘿瘤	皮肉中忽肿起，皮宽不急，垂捶捶然，曰瘿。宽平而硬，不痛不痒，留结不散，曰瘤。诸山水黑土中出源流者不可久居，常食令人作瘿病
梅核气	咽中如有物，咽之不下，吐之不出

4. 胸部及所属器官疾病

病　　名	临床特点
肺胀	发热，恶寒，咳而上气烦躁
哮喘	喘而有声，时作时止
支饮	咳逆上气，倚息不得卧
肺痿	咳嗽吐涎沫
肺痈	胸疼、咳唾脓血
肺痨	咳嗽、潮热、咯血、遗精、盗汗、虚羸
顿嗽（鸬鹚咳）	咳嗽顿作，连续不断，吐出清稀痰涎方暂止
胸痹	胸中闷堵，或满或痛
悬饮	水走胁下，咳唾引痛
真心痛（厥心痛）	心痛身冷肢厥，手足发青，疼痛掣背，不能自还者为真心痛，能自还者为厥心痛

5. 腹部及所属器官疾病

病　　名	临床特点
噎膈（隔食）	水饮可下，食物难入，食入即吐，大便不通
反胃	食得入而良久反出，朝食暮吐，暮食朝吐
霍乱（干霍乱、湿霍乱）	上吐下泻名曰霍乱，其吐泻物多者为湿霍乱，欲吐不出，欲泻不泻，心烦欲死者为干霍乱

续表

病　　名	临床特点
九种心痛（虫痛、注痛、气痛、血痛、悸痛、食痛、饮痛、寒痛、热痛）	心痛即胃脘痛。因虫所作为虫痛；入山林古庙见非常之物，由惊怕引起为注痛；因大怒及七情之气作痛为气痛；瘀血作痛，痛如刀割或有积块，大便黑为血痛；痛有作止喜按，得食稍止为悸痛；食积作痛，嗳腐吞酸为食痛；停饮作痛时吐清水，或胁下有水声为饮痛；疼痛时身凉脉细为冷痛；身热脉数为热痛
结胸（大结胸、小结胸）	心下部疼而硬，不大便，从心下至少腹鞕满不可近，日晡所发潮热名曰大结胸。其症轻者名曰小结胸
食痹	食已心下痛，吐出痛乃止
癥瘕积聚（伏梁、肥气、息贲、奔豚、疟母）	腹部有块，固定不移，曰癥曰积。来去不定，忽大忽小，曰瘕曰聚。腹部肿块居中者曰伏梁；右胁下有肿块曰息贲；左胁下有肿块曰肥气；疟疾患者左胁下肿块曰疟母；自感有物上下来去不定曰奔豚
肠风	便血色鲜
脏毒	下脓血，肛门肿痛
痔漏	肛门有小核曰痔，痔核已破，时漏脂液，痒痛不堪曰漏
脱肛	肛门脱出
肠痈	小腹肿，腹皮急，按之痛甚，发热恶寒
交肠	小便中出大便
脾约	大便秘结
鼓证（水鼓、气鼓、血鼓）	单腹胀大如鼓，小便不利，叩之如石者为水鼓；小便利，叩之如鼓者为气鼓，大腹青筋，腹中有块者为血鼓

6. 肌肉、骨关节、四肢疾病

病　　名	临床特点
痿证（肌痿、骨痿）	四肢痿而不用，肌肉痿退无力曰肌痿；肌肉无异，但不能行立曰骨痿
瘫痪	肢体弛缓，感觉丧失
偏枯	半身不遂
痹证（风痹、寒痹、湿痹）	肌肉关节或痛或酸，或麻木不仁曰痹证。来去不定，痛无定处曰风痹；痛有定处曰寒痹；既痛且酸，身重而肿曰湿痹
历节风	手足挛曲，不能曲伸，其肿如脱，大小关节均痛
痛风	关节肌肉剧疼，时作时止
鹤膝风	膝肿大如鹤膝
流注	皮肤生疮，发无定处，此处未愈，他处又生，流窜不已
附骨疽	皮肤成瘘，孔小而深，流脓不已，缠绵不愈
脱疽	发于足趾，名曰脱疽，其状赤黑者，死不治，治不衰，急斩之，否则死，谓之脱疽者，以其趾常溃烂脱落故
代指（瘭疽）	指头焮肿掣痛，然后爪甲边缘结脓破溃，甚则爪甲俱脱

7. 皮肤疾病

病　　名	临床特点
疮	初如疱，须臾生汁变脓，红肿高大，焮热疼痛
痈	疮连接成片，红肿高大，焮热疼痛
疽	平塌漫肿，肌肉腐烂，形如蜂窝

续表

病　　名	临床特点
疔	初起头如粟粒，根深而硬，周围焮肿，灼热疼痛
疖	根浅不硬，红肿焮痛
癣 （干癣、湿癣、顽癣）	皮枯常痒而有匡郭，搔之白屑出曰干癣；搔之多汁曰湿癣；经久不愈曰顽癣
疥 （干疥、湿疥）	皮肤小疮，焮赤痒痛，搔痒处作干痂，曰干疥；有汁出曰湿疥
癌	初起形如结核，后则坚硬如石，溃后患处翻起，其状凹凸如岩
疣目	形小圆如豆，拔之有长丝如根
白秃	头生疮，白痂甚痒，发秃落不生
鬼舐头	发秃落或如钱大，或如指大，不痛不痒
白癜风	皮肤发白或如钱大，或如指大，或如掌大，不痛不痒
蛇身	皮肤上如蛇皮而有鳞甲
缠身龙（火带疮）	腰部小疹如火带缠身，如龙缠腰
痱疮	青年颜面小疮如刺
丹毒	人体皮肤忽然焮赤如丹涂之状，或发手足，或发面上
肌衄	皮肤青紫斑成片
肾囊风	肾囊小疹，搔痒难忍
大脚风	两腿粗大，顽麻不仁
鹅掌风	两手掌搔痒，时作时止
黄疸	皮肤黄如栀子

续表

病　　名	临床特点
水气（风水、皮水、正水、石水、黄汗）	皮肤浮肿，骨节疼痛，恶风，曰风水。不恶风，脉浮，其肿按之没指，腹如鼓曰皮水。脉沉迟，外症自喘曰正水。脉沉腹满不喘曰石水。脉沉迟发热胸满，四肢头面肿曰黄汗

8. 前后阴疾病

病　　名	临床特点
五淋（膏淋、石淋、劳淋、气淋、血淋）	小便疼痛淋涩，欲去不去，欲止不止。膏淋下如膏脂，石淋溺有沙石，茎强疼甚，劳淋小便淋漓不绝，遇劳即发，气淋小便涩滞，常有余沥不尽，小腹胀满，血淋溺中有血
七疝（寒疝、筋疝、气疝、水疝、血疝、狐疝、癞疝）	小腹睾丸为肿为痛，止作无时，曰疝。阴囊冷硬痛曰寒疝；阴茎肿胀或痛而里急筋缩或白物如精随溲而出曰筋疝；肾囊肿痛而状如水晶曰水疝；上连肾区下及阴囊，或因号哭忿怒则胀，罢则气散曰气疝；大腹两旁，横骨两端，腿胯小腹之间，有物隆起如黄瓜，或跌仆损伤睾丸偏大均名血疝；卧则入小腹，行立则出小腹，阴囊肿大曰狐疝；阴囊肿缒，如升如斗，曰癞疝
关格	大便或小便不通，呕吐不止
癃闭	小便不通，点滴而下曰癃；点滴俱无曰闭
转胞	脐下急痛，小便不通
阳痿	阳痿不起
强中	阳举不收，阴茎强疼

9. 精神神经方面疾病

病　　名	临床特点
癫	癫疾始发意不乐，僵仆直视
狂	狂疾之始发，少卧而不饥，自高贤也，自辩智也，自倨贵也，妄笑好歌乐，妄行不休是也
痫	时发时止，昏倒抽搐
解㑊	解者，肌肉解散。㑊者，筋不束骨，其证似寒非寒，似热非热，四肢骨节解散，怠惰烦虑，饮食不美
脏躁	悲伤欲哭，象如神灵所作，数欠伸
郁冒	人平居无疾，忽如死人，身不能动，闭不能开口，咽不能言，恶闻人声，但如眩冒，移时方醒
狐惑	其候四肢沉重，默默欲眠，目不得闭，恶闻食臭，面目乍赤，乍白，乍黑，蚀于喉曰惑，蚀于阴曰狐
百合病	欲食不食，欲卧不卧，欲行不行，或恶闻食臭，如寒无寒，如热无热，口苦小便赤，诸药入口即吐利，如有神灵所附

10. 新陈代谢方面疾病

病　　名	临床特点
消渴（上消、中消、下消）	口渴，善饥，小便数而甜，以渴为主者属上消；以饥为主属中消；以便数为主者属下消
漏风	多汗，不能劳事
索泽	皮肤无泽，肌肤甲错
急肥	过度肥胖，多汗无力

续表

病　　名	临床特点
脚气（干脚气、湿脚气）	其状膝至脚有不仁或若痹，或淫淫如虫所啄，或脚屈弱不能行，或见食而呕吐，恶闻食臭，或有物如指，发于腨肠，逆上冲心，气上。其不水肿者，曰干脚气，下肢浮肿者，曰湿脚气，冲心气上者曰脚气冲心

11. 妇产科方面疾病

病　　名	临床特点
阴挺	阴户突出，如菌，如鸡冠
血崩	妇人阴中暴下血
经漏	妇人非时，经血淋漓不止
五带（青、黄、赤、白、黑带）	妇人阴中液体淋漓曰带下。色青为青带，色赤为赤带，色白为白带，色黄为黄带，色黑为黑带
肠覃	少腹有块，始如鸡蛋，久如怀胎按之坚，推之移，月事时下
石瘕	为肠覃而大者
暗经	无月经而腰酸腹痛有时
阴痔	阴户内有肉突出
阴吹	阴户内失气
恶阻	妇人妊娠，于六十日当有此病，为呕吐，恶心，头眩，恶食，择食素者，名恶阻
子肿	孕妇浮肿
子痫	孕妇抽搐不省人事
乳痈	妇人乳房生痈，焮肿疼痛

续表

病　　名	临床特点
乳悬	两乳或一乳伸长，细小如肠，过小腹或痛或不痛
乳癌	乳房生癌，一名乳岩

12. 小儿科疾病

病　　名	临床特点
解颅	年大小儿，头缝不合如开解
龟背	佝偻背高如龟
软项（天柱骨倒）	项软不能直头
疳积	清瘦，食少，多汗，神乏，潮热，咳嗽，20岁以下曰疳，20岁以上曰痨
雪口（鹅口疮）	口中生疮色白
胎黄	初生皮肤发黄
惊风（急惊风、慢惊风）	小儿神昏，直视，抽搐，角弓反张，其来急由高热所致，曰急惊风。由大吐大泻所致者，曰慢惊风

上表所列中医病名近200个，从表中所列内容，可以看出中医所说的病，主要是根据临床上某一个或某几个突出的临床表现而确定的。中医临床上根据这些临床上的突出表现，对患者进行“辨病”，并根据不同的病进行不同的治疗。例如常山治疟、白头翁治痢、菌陈蒿治黄疸等等，这就是中医的“辨病论治”。

（二）中医的“辨证论治”

谈到中医的“辨证论治”，我认为首先必须弄清楚什么是证？这个问题目前看法还很不一致。有人认为，“证，就是证候群，是整个外现性病象的总和”。[①]“证是对患者机体当时出现的各个症状和体征，按照八纲进行综合归纳后，给当时整个机体疾病状态所作的一个总的评定”。[②]而有人则认为，“证是证据，是现象”。[③]由于对“证”字的认识目前还有上述的不同，因而对“辨证论治”的涵义，也就有不同的认识和理解。

有人认为，中医的辨证论治就是“辨别各种类型的证候和变化而确定是什么症，即是治疗上的主要指针”。[④]“中医的辨证论治是注意于生体病变的全身证候”。[⑤]而有的人则认为“辨证论治是中医临床治疗的基本原则，中医治疗疾病有其规律性，也有其灵活性，在其对同一疾病的措施上，往往可以因时、因地而有所差异，在同一病的处理上，往往可以因疾病的发展过程有不同的证候而有不同的治疗，这是中医治疗的基本法则。”[⑥]加以概括，一类意见认为：“证”就是证候，是症候群，辨证论治，也就是归纳分析患者当时出现的各个症状和体征，并从而据此作出诊断和治疗；而另一类意见则认为：“证”就是证据，辨证论治，就是综合、归纳、分析有关患者发病，包括临床表现在内的各种证据，并从而据此作出诊断和治疗。

这两类看法，我个人同意后者。首先从字义上看，“证”与“症”是有区别的，“证”字按字典上的解释，一般均作证据解，如《辞源》：“证，亦供证据之意，晋书范宁传，宁据经传奏上，皆有典证。”因此，在医学上所说的“证”，也应该就是医者赖以作出正确诊断和治疗的各种证据。而“症”字，则一般只作为疾病的临床表现解。《辞源》：“症俗字，读如正，病之征验也。”其含义是不相同的。

其次，从中医学基本理论体系及对疾病的诊断治疗具体要求来看，已如前述。早在《内经》中就曾以大量篇幅强调了天、地、人相应的整体观，强调了：“治不法天之纪，不用地之理，则灾害至”。（《素问·阴阳应象大论》）并在《素问》中的“征四失论”、“疏五过论”等篇中，对如何辨证论治方面，提出十分全面的、具体的要求。清·喻嘉言著《寓意草》中“先议病后用药”章谓：“迩来习医者众，医学愈荒，遂成一议药不议病之世界，其夭枉不可胜悼……欲破此惑，无如议病精详，病经议明，则有是病即有是药，病千变，药亦千变，……”如何议病呢？喻氏更提出了极其具体的议病格式。在“与门人定议病式”一章中，对于议病用药，提出了以下的一些项目：“某年某月，某地某人，年纪若干，形之肥瘦长短若何？……声之清浊长短如何？人之形志苦乐若何？病始何日？初服何药？次后再服何药？某药稍效？某药不效？时下昼夜孰重？寒热孰多？饮食喜恶多寡？二便滑涩无有？脉之三部九候，何候独异？二十四脉中，何脉独见？何脉兼见？其症或内伤？或外感？或兼内外？或不内外？依经断为何病？其标本先后何在？汗吐下和寒温补泻何施？其药宜用七方中何方？十剂中何剂？五气中何气？五味中何味？以何汤名加减和合？其效验定于何时？一一详明，务令纤毫不爽”。为什么要一一详明这些项目呢？喻氏在同书中作了比较明确的解释："某年者，年上之干支，治病先明运气也。某月者，治病必本四时也。某地者，辨高卑燥湿五方异宜也。某龄某形某声某气者，用之合脉图万全也。形志苦乐者，验七情劳逸也。始于何日者，察久近传变也。历问病症药物验否者，以之斟酌已见也。昼夜寒热者，辨气分血分也，饮食二便者，察肠胃乖和也，三部九候，何候独异？推十二经脉受病之所也；二十四脉见何脉者，审阴阳表里无差忒也；依经断为何病者？名正则言顺，事成如律度也；标本先后何在者？识轻重次第也。汗吐下和寒温补泻何施者？求一定不差之法也。七方大小缓急奇偶复，乃药之剂，不敢滥也，十剂，宣通补泄轻重滑涩燥湿，乃药之宜，不敢泛也。五气中何气，五味中何味者，用药最上之法，寒热温凉平，合之酸辛甘苦咸也。引汤名为加减者，循古不自用也。刻效于何时者，逐款辨之不差，以病之新久五行定痊期也。”由于喻氏对议病用药上有上述要求，因此喻氏在其所著《医门法律》一书中，更提出了医律十二条，这十二条是：一申治病不明标本之律，一申治病不本四时之律，一申治病不审地宜之律，一申治病不审逆从之律，一申治病不辨脉证相反之律，一申治病不察四易四难之律，一申治病不察新久之律，一申治病不先岁气之律，一申治病不知约方之律，一申治病不知约药之律，一申治病不疏五过之律，一申治病不征四失之律。认为医者如果违反了这些医律就算犯罪。喻嘉言所谓的议病用药，实际上也就是我们所说的辨证论治，其所定的议病式，实际上也就是辨证论治的具体内容概括，从所定议病式的内容可以看出，中医辨证论治的内容是多方面的，是从整体观点出发的，诸如患者的性别、年龄、籍贯、体质、发病原因、发病时间、发病地点、发病经过、治疗经过、当前的临床表现、治疗计划、预后判定等等，均无一不包括在辨证论治范围之中，虽然从字上看“症”字是一个新字，古皆作“证”，因而中医书中所见到的“证”字，在某些地方或亦可作为症状或症候来理解，但如从中医基本理论体系来看，把辨证论治作为中医学基本理论在临床具体应用中的一种诊断治疗手段来看，则这个“证”字，我认为必须作为证据来理解，绝对不是指某一个症状或某一个综合症候群，而是概括了产生疾病的各方面因素和条件。辨证论治，质言之，也就是收集并分析这些与疾病发生有关的各种证据，并据此作出正确的判断和处理，只有这样，才能够体现出中医诊断治疗上的整体观，才能谈得上理法方药的一致性。在《庆祝建国十周年医学科学成就论文集》中，中医研究院整理的“中医辨证论治”一文中，对于辨证论治的含义曾作过如下概括：“辨证论治是中医临床治疗的基本法则，其总的精神与涵意，就是辨别证象，分析致病的成因、性质和发展趋势，结合地方风土、季节、气候及病人年龄、性别、职业等情况，来判定疾病的本质，从而全面地决定治疗方针，整体地施行治疗的方法。”这个概括，我个人认为是很精当的，可以作为辨证论治的定义把它肯定下来。

二、西医的“辨病论治”与“对症治疗”

（一）西医的“辨病论治”

西医的“辨病”，实际上也就是对疾病的诊断和鉴别诊断，因此，所谓西医的“辨病论治”，实际上也就是西医的疾病诊断和相应的治疗。西医辨病是在病因学、病理学、病理生理学、解剖组织学的基础上进行的，其辨病手段主要是依据患者的病史、临床症状和体征以及实验室检查所见，其中实验室检查是西医辨病的主要依据。西医的疾病分类也完全与此相应，把疾病分成为传染病（其中包括病毒性疾病；立克次体病；细菌性疾病；霉菌病；螺旋体病；原虫病；蠕虫病等），物理化学因素疾病，营养缺乏性疾病，新陈代谢性疾病，变态反应性疾病，结缔组织疾病，以及人体各个系统的疾病（其中包括呼吸、循环、泌尿生殖、造血、内分泌、神经、精神等各个系统疾病），这些疾病都各有其病史、发病学、病因学、病理学、病理生理学、解剖组织学以及实验室检查上的特点，虽然也有少数弄不清原因的疾病，例如白塞氏病、班替氏病等等，但它们也都有比较突出的临床特点作为诊断依据。西医在临床上即根据这些特点对患者作出比较明确的诊断，及相应的治疗。这就是西医的“辨病论治”。

（二）西医的“对症治疗”

西医一般不说“辨证论治”，而说“对症治疗”。所谓“对症治疗”，实际上就是根据症状，并对之进行相应的处理。西医有症状鉴别诊断学，但这个症状鉴别诊断是立足于疾病诊断，这也就是说，分析症状的最终目的，仍然是落实于病，如果得不到实验室检查的支持，则这个症状诊断仍只能作为一个印象而无法确诊。因而在治疗上也就谈不到病因性治疗，而只能作对症处理，有是症用是药。例如：各种原因引起的心衰，都可以用抗心衰药治疗；各种原因引起的休克，都可以用抗休克药治疗；各种原因引起的发热，都可以用解热剂；各种原因引起的失眠，都可以用安眠剂等等。对症治疗，西医在临床上是普遍使用的，也能在一定程度上产生积极的治疗作用，但是西医并不十分重视它，而把它放在辅助地位，这与中医把“辨病”放在次要地位完全相反。

三、中西医“辨病论治”与“辨证论治”比观

中医有“辨病论治”，西医也有“辨病论治”。从

表面上看，都是根据患者的病史，临床特点对患者进行疾病诊断，似有相似之处，但从实质上看，却根本不同。西医的“辨病论治”，是建立在现代自然科学发展的基础上的，是以病因学、病理学、病理生理学、解剖组织学为基础，以实验室检查为依据的，因而西医的辨病也就比较细致、深入、具体，特异性比较强，因而在指导治疗上针对性也比较强。中医的“辨病论治”则是建立在经验的基础上的，几乎完全是以临床表现为依据，而不同的疾病有相同的临床表现又很多，因此，中医“辨病”就不可避免地显得粗糙和笼统，因而，在指导治疗上针对性也就比较差，中医的“辨病论治”实际上是单验方的“对症治疗”。中西医比观，西医的“辨病”，显得比中医“辨病”好。

中医讲“辨证论治”，西医也有对症治疗，从表面上看，似乎也有相似之处，但从实质上都又根本不同。中医的“辨证论治”，是建立在中医学整体观的思想体系的基础上的。“辨证论治”是综合归纳分析有关患者发病，包括临床表现在内的各种证据而作出的诊断和治疗，因此它强调因时、因地、因人治疗，具体情况具体处理。同一临床表现，人不同，地不同，时不同，治疗方法不同，把病和人密切地结合成一个整体，因而中医的“辨证”也就比较全面、细致、深入、具体，特异性比较强，因而在治疗上针对性也就比较强。而西医的对症治疗，则是建立在对症上，完全以单个症状为对象，而相同的症状，常常又有不同的性质，因此西医的对症治疗，也就不可避免地显得简单和机械。这与中医的辨证论治毫无共同之处。

中西医“辨病论治”两相比观，可以看出西医“辨病”显然有其明显的优越性，但却也有和中医“辨病”一样的局限性，即在某些地方，西医辨病过多地强调病变局部，相对地比较忽视整体，常常把病和病人分割开来，在一定程度上存在着机械唯物论的观点，再加上西医传入历史较短，自然科学到今天为止仍然是处于发展阶段，还有很多现象还不能用今天的科学知识加以完全阐明，弄不清的问题还很多，因而在对某些疾病的认识上还不能深入，无法诊断的疾病还很多，因而在对疾病的某些防治措施上，相对来说还显得比较贫乏，束手无策的疾病还很多。因此，西医“辨病论治”，尽管有其很大的优越性，但从发展上看，则必须在现有基础之上加以提高。

中医辨证论治和西医对症治疗两相比观，也可以看出，中医“辨证”比西医“对症”有其明显的优越性，整体观念比较强，对疾病的发生、发展以及预防治疗，比较重视人体的内在抗病能力，其理论很多地方都具有朴素的辨证唯物观点，再加上历史悠久，相应的防治经验也比较丰富，特别是中医的辨证论治着重在临床分析，这在当前某些西医不能作出诊断，因之也就无法进行治疗的疾病上，中医“辨证论治”的实际临床意义，就显得更加突出。但是中医“辨证论治”也有其不足之处，即由于历史条件的限制，中医学对疾病中的许多问题都只能依靠直观来作为归纳分析和判断，不能在某些问题上，特别是在某些局部问题上再作更进一步的深入，因而在对疾病的某些认识上，也就不可避免地有不够十分确切的地方，不能在原有基础上逐步提高，使某些经验总结出来的感性认识提到更高一步的理性认识。因此，中医的“辨证论治”，尽管有其很大的优越性，但从发展上看，也必须在原有的基础上提高一步。

四、西医“辨病”与中医“辨证”相结合是中西医结合创新的一个好形式

前已述及，中医“辨病”与西医“辨病”相比观，西医“辨病”优于中医“辨病”，中医“辨证”与西医“对症”比观，中医“辨证”优于西医的“对症治疗”。西医“辨病”有其优点，也有其不足之处，需要提高；中医“辨证”有其优点，但也有其不足之处，需要发展，因此如果就中西医之间，各取所长，各弃所短，把西医“辨病”和中医“辨证”结合起来，这就必然自能作到中西医之间彼此取长补短，使中西医结合工作在现有基础之上大大提高一步。

西医“辨病”与中医“辨证”相结合的中西医结合，如果能够作得好，其宽广的远景是无限的，首先是它弥补了现代医学诊断之不足，它能够把疾病、病人比较密切地结合起来，能够通过诊断，比较确切地

反映出具体病人的具体情况，从而使诊断学在现有的基础上提高一大步。其次是诊断的整体性提高了，治疗上的全面性也必然因此相应的得到提高。病人因此就能得到更合理的治疗。从而使治疗学在现有的基础上提高一大步。再其次是如果诊断治疗都能在现有基础之上得到提高，就必然会反过来影响基础医学的研究，从而使基础医学的研究内容有所发展。这就必然使整个医学产生出新的面貌，并逐步产生出新的医药学。

当然，中西医结合创造新医药学，其内容是很多的，西医“辨病”和中医“辨证”相结合，仅仅是一个开端，但这个开端是一个好的开端，是一个必不可少的开端，是当前中西医结合创造新医药学的一个好的形式，当前多数人也都承认这是一个中西医结合的重要措施之一，因此我认为我们必须认真的加以落实，使它逐步趋于完备，把中西医结合的第一步走好。

【注】

①朱颜．中国古典医学症候治疗的一般规律．中华医学杂志，1954（9）
②孙世荃．辨证论治和机体反映性问题．中医杂志，1962（1）
③秦伯未．中医辨证论治概说．江苏中医，1957（1）
④关德钊．中医的辨证论治．江苏中医，1957（2）
⑤任应秋．中医的辨证论治体系。中医杂志，1955（4）
⑥蒲辅周．从治疗乙型脑炎的临床实践体会到中医辨证论治的优越性．中医杂志，1958（10）

第四讲

从《内经》病机十九条的基本精神谈辨证论治的基本步骤和方法问题

前讲已述及，西医“辨病”与中医“辨证”相结合，是当前中西医结合工作中的较好的形式和重要措施，这已为绝大多数中西医务工作者所公认。但是从当前临床实际运用情况看，则存在的问题还很多，很复杂。目前情况是：在西医“辨病”方面，比较容易统一，但在中医“辨证”方面，由于当前对“辨证”的“证”字理解并不一致，因而临床上什么叫“辨证论治”以及如何进行“辨证论治”在认识上也就很不统一，甚至可以说相当混乱，影响所及，常常是同一疾病在中医辨证上则甲曰肝脾，乙曰心肾；甲曰气虚，乙曰血瘀；言人人殊，各行其是，不但使初学者无所适从，产生多歧之惑，也严重的影响了辨病与辨证相结合这一中西医结合新形式的正常开展，使辨病与辨证相结合的中医辨证方面流于形式。问题是客观存在的，也是必须加以解决的。解决问题的关键，我认为根本在于如何以中医学基本理论为基础来对辨证论治的涵义加以明确肯定，对辨证论治的具体内容、步骤和方法，作出明确而具体的要求，把辨证论治的认识统一在中医学基本理论体系基础上，统一在理法方药的一致性上，统一在言必有据，无征不信的严谨态度上。这样就必然能对辨证论治的涵义及临床上如何进行辨证论治这个重大问题，逐步统一认识，统一方法，使中西医结合工作能够较正常地开展起来。

关于辨证论治的涵义，前讲曾经作过讨论，至于临床上如何进行辨证论治，从中医学基本理论上看，我认为实际上就是一个在中医学整体观的思想及藏象学说的理论指导下，如何进行病机分析的问题，也就是如何在认真分析病机的基础上进行辨证论治的问题。关于如何分析病机，中医书中阐述很多，重点突出，带有总结性的内容并能示人以规矩的，当首推《素问·至真要大论》中有关病机十九条部分的论述。但是，由于古人对《内经》病机十九条的基本精神理解并不完全一致，因此，在临床上究竟如何分析病机，并以之具体运用于临床辨证论治实践中，则见仁见智，莫衷一是，这是当前中医临床上对辨证论治的涵义，特别是对如何进行辨证论治，仍然缺乏统一的认识及明确的要求和规格的重要原因。为此，我愿根据自己学习《内经》和临床实践中的点滴体会，就这个问题提出以下看法：

一、《内经》病机十九条及有关内容原文选要

“夫百病之生也，皆生于风寒暑湿燥火，以之化之变也。经言盛者泻之，虚者补之。余锡以方士，而方士用之尚未能十全，余欲令要道必行，桴鼓相应，犹拔刺雪污，工巧神圣，可得闻乎？岐伯曰：审察病机，无失气宜，此之谓也。帝曰：愿闻病机何如？岐伯曰：诸风掉眩，皆属于肝。诸寒收引，皆属于肾。诸气膹郁，皆属于肺。诸湿肿满，皆属于脾。诸热瞀瘈，皆属于火。诸痛痒疮，皆属于心。诸厥固泄，皆属于下。诸痿喘呕，皆属于上。诸禁鼓栗，如丧神守，皆属于火。诸痉项强，皆属于湿。诸逆冲上，皆属于火。诸胀腹大，皆属于热。诸躁狂越，皆属于火。诸暴强直，皆属于风。诸病有声，鼓之如鼓，皆属于热。诸病胕肿，疼酸惊骇，皆属于火。诸转反戾，水液浑浊，皆属于热。诸病水液，澄彻清冷，皆属于寒。诸呕吐酸，暴注下迫，皆属于热。故《大要》曰：谨守病机，各司其属，有者求之，无者求之，盛者责之，虚者责之，必先五胜，疏其血气，令其调达，而致和平。此之谓也。

“热因寒用，寒因热用，塞因塞用，通因通用，必伏其所主，而先其所因。其始则同，其终则异。可使

破积，可使溃坚，可使气和，可使必已。”“病之中外何如？岐伯曰：从内之外者，调其内；从外之内者，治其外；从内之外而盛于外者，先调其内而后治其外；从外之内而盛于内者，先治其外而后调其内；中外不相及，则治主病。”“论言治寒以热，治热以寒，而方士不能废绳墨而更其道也。有病热者寒之而热，有病寒者热之而寒，二者皆在，新病复起，奈何治？岐伯曰：诸寒之而热者取之阴，热之而寒者取之阳，所谓求其属也。帝曰：善。服寒而反热，服热而反寒，其故何也？岐伯曰：治其王气，是以反也。帝曰：不治王而然者何也？岐伯曰：悉乎哉问也！不治五味属也。夫五味入胃，各归所喜，故酸先入肝，苦先入心，甘先入脾，辛先入肺，咸先入肾，久而增气，物化之常也，气增而久，夭之由也。”

“故曰：知标与本，用之不殆，明知逆顺，正行无问。此之谓也。不知是者，不足以言诊，足以乱经。故《大要》曰：粗工嘻嘻，以为可知，言热未已，寒病复始，同气异形，迷诊乱经。此之谓也。”

“调气之方，必别阴阳，定其中外，各守其乡，内者内治，外者外治，微者调之，其次平之，盛者夺之，汗之下之，寒热温凉，衰之以属，随其攸利，谨道如法，万举万全，气血正平，长天有命。”

（以上均引自《素问·至真要大论》）

二、《内经》病机十九条的基本精神

根据以上原文，我认为病机十九条的基本精神已经十分清楚。加以归纳，病机十九条的基本精神就是：

1. 人体的疾病变化，从总的方面来看，都可以用阴阳、气血、虚实来加以概括，在性质上可以总分为亢盛和衰退两大类，因而在治疗上也就可以相应地分为“补”和“泄”两种方法。这也就是原文所谓的“皆属于上”、“皆属于下”、“盛者泻之”、“虚者补之”、“治热以寒”、“治寒以热”。

2. 但是，单凭寒热虚实温清补泻来治疗疾病是不够的，有时甚至不但不能够达到治疗目的，反而会产生新的问题。这也就是原文所谓的“而方士用之尚未能十全”，“有病热者寒之而热，有病寒者热之而寒，二者皆在，新病复起”。

3. 如果要提高疗效，那就必须进一步分析患者的发病机转。这也就是原文所谓的“令要道必行，桴鼓相应，犹拔刺雪污，工巧神圣，可得闻乎？岐伯曰：审察病机，无失气宜，此之谓也”。

4. 分析病机的方法，首先是根据患者发病有关的各种表现进行脏腑定位，亦即首先确定患者的病变所在部位。这也就是原文所举的“诸风掉眩，皆属于肝。诸寒收引，皆属于肾”等例子。然后进一步定性，亦即进一步确定其证候性质，这也就是原文中的“诸躁狂越，皆属于火”，“澄彻清冷，皆属于寒”等例子；然后再进一步从相同证候中求不同，这也就是原文所举的“诸热瞀瘛，皆属于火”，“诸痉项强，皆属于湿”，“诸暴强直，皆属于风”等等例子。这些例子说明，同一抽搐症状，有的属火，有的属于风，而有的又属于湿。临床证候相同，但证候性质上却不同，另外从其不同证候中求相同。这也就是原文所举的“诸转反戾，水液浑浊，皆属于热”，“诸呕吐酸，暴注下迫，皆属于热”，“诸腹胀大，皆属于热”等例子。这些例子说明，呕、吐、泻、腹胀、转筋等在临床上虽然各不相同，但在证候性质上，却都属于热证，完全相同。然后再进一步分析其所以然，这也就是原文所谓的“有者求之，无者求之，盛者责之，虚者责之”，确定其是哪一个脏腑，哪一种病理生理变化，在疾病中起主导作用。这也就是原文所谓的“伏其所主，先其所因”，“必先五胜”，“寒之而热者取之阴，热之而寒者取之阳，所谓求其属也”。

5. 疾病的部位确定了，证候性质确定了，是哪一个器官，哪一种病理生理变化起主导作用确定了，于是便可以根据分析结果进行相应的治疗。在治疗问题上，从治疗原则来说，治本是主要的，这里所谓的治本，亦即着重在治疗其原发情况，只有在无法弄清其原发情况的情况下，才能根据其当前证候作对症处理，这也就是原文所谓的“从内之外者，调其内；从外之内者，治其外；从内之外而盛于外者，先调其内而后治其外；从外之内而盛于内者，先治其外而后调其内；中外不相及，则治主病”。从具体治疗措施上来说，要根据病情的急缓轻重，决定治疗措施上的急缓轻重。这也就是原文所谓的“微者调之，其次平之，盛者夺之，汗之下之”，“气有多少，病有盛衰，治有缓急，方有大小……”。要注意到药物的针对作用亦即归经问题，这也就是原文所谓的“寒热温凉，衰之以属”，“五味入胃，各归所喜，故酸先入肝，苦先入心，甘先入脾，辛先入肺，咸先入肾”。在用药上要注意到适可而止，不能过用长用。这也就是原文所谓的“久而增气，物化之常也。气增而久，夭之由也”，“大毒治病，十去其六，常毒治病，十去其七，小毒治病，十去其八，无毒治病，十去其九。谷肉果菜，食养尽之，无使过之，伤其正也”。（《素问·五常政大论》）

6. 以上各个方面，如果都能考虑到和做到，这样就一定能够提高疗效，较有把握地恢复患者的健康，这也就是原文所谓的“疏其血气；令其调达，而致和平”，“万举万全，气血正平，长有天命”。反之，如果不是这样全面地分析考虑问题，那就是东碰西撞，只能把病愈治愈糟，根本谈不上正确的辨证论治。这也就是原文所谓的“不知是者，不足以言诊，迷诊乱经”，“粗工嘻嘻，以为可知，言热未已，寒病复始”。

根据以上所引《内经》病机十九条及其有关原文的基本精神来看，我个人认为对于如何在临床上进行辨证论治的步骤和方法问题，已经有了原则性的要求。

如果我们能够按这些原则，再把它具体化，我认为就能够把临床上如何进行“辨证论治”的具体步骤和方法问题逐步明确起来，使中医的辨证论治在现有的基础上大大地提高一步。

第五讲

辨证论治七步刍议

病机十九条的基本精神既如上述，因此临床上如何进行辨证论治，我个人认为基本上可以按上述程序，分为七步进行。这七步是：（一）脏腑经络定位；（二）阴阳气血表里虚实风火湿燥寒毒定性；（三）定位与定性合参；（四）必先五胜；（五）各司其属；（六）治病求本；（七）发于机先。兹结合临床分别作如下阐述和讨论。

第一步　脏腑经络定位

所谓“脏腑经络定位”，即根据中医学脏腑经络学说有关各方面的内容，结合患者各方面的特点，对患者疾病进行定位，定出患者疾病究竟是在哪一个脏腑，哪一条经络。定位的问题是中医临床辨证论治中的一个根本问题，因为病位不同，性质也不同，治疗措施也就不同，所以它是辨证论治的第一步。

定位的方法，根据中医学有关内容加以归纳，大致有以下几个方面：

（一）从患者临床表现部位上的特点进行定位，这方面主要根据中医学中所提出的脏腑归属部位及经络循行部位来定位。

（二）从各脏器功能上的特点进行定位。

（三）从各脏器在体征上的特点进行定位。

（四）从各脏器与季节气候方面的关系和影响来进行定位。

（五）从各脏器与病因方面的关系和影响来进行定位。

（六）从各脏器与体型、体质、年龄、性别的关系和影响来进行定位。

（七）从发病时间及临床治疗经过上的特点来进行定位。

由于脏腑经络之间是一个连属的完整的整体，一切均可以五脏来加以归属，因此以下以五脏为中心就定位问题分别作如下归纳：

1. 肝（胆）的定位

（1）从临床表现部位上的特点定位

根据足厥阴肝经和足少阳胆经的循行部位，因此人体头部的两颞侧及巅顶部位，耳周围部位，两胁肋部位，少腹及腹股沟部位，外阴部位以及两下肢两经相应循行部位，均属于肝（胆）部位。故凡属患者症状表现在上述部位时，例如：头顶及两颞侧头痛，耳部疾患，两胁肋部位胀满疼痛，少腹痛，腹股沟疾患，外阴疾患，下肢相应部位疾患等等，均可定位在肝（胆）。

（2）从功能上的特点定位

肝（胆）在功能上的特点，根据中医藏象学说主要有：主疏泄、藏血、主筋、易动、主决断、藏魂等几个方面，因此凡属有上述功能方面的失调，例如某些时候肝疏泄失职，出现气滞血瘀现象，如胁肋胀满痞积，出血，运动障碍，以及易兴奋激动，如失眠、易惊、不能自制，病态决断不能等等表现，均可定位在肝（胆）。

（3）从体征上的特点来定位

肝胆在体征上的特点，根据藏象学说主要是：其华在爪，开窍于目，在志为怒，在声为呼，在变动为握，在味为酸，色青，脉弦等几种。因此凡属患者见上述体征，例如爪甲干瘪，眼活动障碍，直视、斜视，精神反常表现以忿怒呼号为特点，肢体不能屈伸自如，反酸，肤色发青，典型弦脉等，均可定位在肝。

（4）从发病季节气候上的特点来定位

肝（胆）病的发病季节及其与气候方面的关系，根据藏象学说主要是：肝旺于春，春病在肝，风入肝。这里所说的“肝旺于春”中的“旺”字，不能理解为“旺盛”或好的表现，而是指的一种偏亢现象，是一种病态表现，也可以理解为在春天里，由于春主升的原因，人体的肝也相应地紧张起来，因为紧张而容易发生疾病。由于如此，所以凡属春季发病，或者发病明显与受风有关的，均可定位在肝（胆）。关于“肝旺于春”中的“旺”字已如上述，其余如“脾旺于长夏”，“肺旺于秋”，“肾旺于冬”等处的“旺”字，均应作同样理解，以下不再作解释。

（5）从病因上的特点来定位

根据藏象学说：“郁怒伤肝”，因此凡属患者发病前有明显忿怒或抑郁病史者，均可定位在肝。

（6）从体型、年龄、性别方面的特点来定位

根据中医理论，体型清瘦、儿童或青少年、女性患者，其发生疾病多半与肝肾有关，因此凡属上述患者，亦均可以考虑定位在肝（胆），或同时定位在肝（胆）。

（7）从发病时间、治疗经过上的特点定位

中医理论认为，久病必然影响肝肾，治疗中误汗、误吐、误下或过用辛燥热毒之品，亦必然影响肝肾。因此凡属长期迁延不愈的患者，或热性病晚期患者，或在治疗中过用汗、吐、下法，或服温热药太过患者，或长期服用金石类有毒药物患者，均可考虑定位在肝（胆），或同时定位在肝。

2. 脾（胃）的定位

（1）从临床表现部位上的特点定位

根据足太阴脾经和足阳明胃经的循行部位，因此人体的鼻根部、头角部、前额部、下颌部、舌部、上齿部、胃脘部、腹股沟部、胫骨外侧，均属于脾（胃）

部位或属于与脾（胃）密切相关部位，故凡属患者症状表现在上述部位时，例如：前顶或额部疼痛，下颌开合不利，上齿痛，舌部疾患，胃脘部疼痛或胀满等等，均可定位或同时定位在脾（胃）。

（2）从功能上的特点定位

脾（胃）在功能上的特点，根据中医藏象学说主要是：主运化，司受纳，布津液、统血、藏意等几个方面，因此凡属有上述方面的功能失调，例如某些消化道症状，如食欲不振、呕吐、腹泻；津液分布失调现象，如水肿、腹水、消渴；部分出血性疾病，以及记忆力减退、严重健忘等等，均可以定位在脾（胃）。

（3）从体征上的特点定位

脾（胃）在体征上的特点，根据藏象学说主要是：其华在唇，开窍于口，在声为歌，在变动为呕吐噫呃，在味为甘，色黄，脉濡等几种，因此凡患者见上述体征，例如口唇苍白无华，或焦枯皱揭，口腔溃疡，精神反常表现以喜歌唱为特点，呕吐，噫气，呃逆，口中发甜，吐泻排出物发甜，黄疸，典型濡脉或中取脉象反常，均可定位在脾（胃）。

（4）从发病季节气候上的特点来定位

脾（胃）的发病季节及其与气候方面的关系，根据藏象学说主要是："脾旺于长夏"。所谓"长夏"，究竟是在什么时候，说法不甚一致，有人说是在每年农历六月，有人说是在每年六七月份，一般说大致是在每年夏至前后两个月左右一段时间。这一段时间的特点是白昼比较长，天气比较热也比较潮湿，故名“长夏”。由于如此，所以凡属在夏季炎热潮湿气候中发病，或者患者发病与受潮湿密切相关，均可定位在脾（胃）。

（5）从病因上的特点来定位

根据藏象学说：“思伤脾”，“饮食不节伤脾”。因此凡患者患病明显由于思虑过度或明显由于饮食原因所引起，例如：暴饮暴食，饮食不节等，均可定位在脾（胃）。

（6）从体型、年龄方面的特点来定位

体型肥胖患者，其发病多半与脾（胃）有关，儿童常易因饮食失节或食入不洁物致病，因此凡属上述患者，应多考虑定位脾（胃）的问题。

（7）从治疗经过上的特点定位

治疗上误用吐、下，或过用寒凉甘柔之品，都会影响脾（胃），因此凡属上述患者，亦应多考虑定位脾（胃）的问题。

3. 肾（膀胱）病的定位

（1）从临床表现部位上的特点定位

根据足少阴肾经和足太阳膀胱经的循行部位，因此凡属人体头部的巅顶、枕后位、项部、脊背部、腰部、少腹部、膝部、腘部、足跟、足心、外阴部等，均属肾（膀胱）的部位，例如头痛以枕后部位为主，或枕后部位皮肤多发性疖肿，项背部痛，腰脊痛或不能转侧屈伸，少腹痛，膝部或足跟痛，外阴疾患等等，均可定位在肾（膀胱），或同时定位在肾（膀胱）。

（2）从功能上的特点定位

肾（膀胱）在功能上的特点，根据中医藏象学说主要是藏精，主发育生长，主骨，生髓，通脑，主水等几个方面，因此凡属有上述方面的功能失调，例如：人体中某些生理必需的精微物质不能潜藏而反常地排出体外，如遗精，早泄，遗尿，尿血，阴道大量排液，消渴多尿，生长发育障碍，骨病，髓病，脑病，水液运行失调等等，在一定条件下均可以定位在肾。

（3）从体征上的特点定位

肾（膀胱）在体征上的特点，根据藏象学说主要是：其华在发，在齿，上开窍于耳，下开窍于二阴，在声为呻为欠，在变动为栗，在味为咸，色黑，脉石等几种，因此凡患者见上述体征，例如：脱发、白发、齿动、齿脱、耳鸣、喜伸欠、战栗、口中发咸、面黑、典型石脉等等，均可定位在肾（膀胱）。

（4）从发病季节气候上的特点定位

肾（膀胱）的发病季节及其与气候方面的关系，根据藏象学说主要是“肾旺于冬”，“寒入肾”，因此凡属在每年冬季严寒季节发病或患发病明显与受寒冷作用有关，均可定位在肾（膀胱）。

（5）从病因上的特点定位

根据藏象学说：“恐伤肾”，“房劳伤肾”，因此凡患者发病明显由于过度恐惧所引起，或患者发病明显由于房劳过度或强力入房所引起，均可定位在肾（膀胱）。

（6）从体型、年龄方面的特点定位

体型消瘦、矮小患者，应首先考虑肾（膀胱）的问题；小儿由于年幼肾气未充，老年人由于年老肾气已衰，亦应首先考虑肾（膀胱）的问题。因此凡属上述患者，在定位上均应重视肾（膀胱）。

（7）从治疗经过上的特点定位

热病后期，或治疗上过用汗、吐、下法，或利尿太甚，或长服辛温大毒之品，均能伤肾（膀胱），因此凡属上述患者，亦应多考虑定位肾（膀胱）的问题。

4. 心（小肠）病的定位

（1）从临床表现部位上的特点定位

根据手少阴心经和手太阳小肠经的循行部位，因此凡属人体两眼内外眦、面颧部、胸部正中、肩胛部、腋窝、手掌心、上肢内侧沿中指、小指线上相应部位，均属心（小肠）部位，另外左乳下心尖搏动处，中医学命名曰“虚里”，认为是脉宗气所在部位，由于“脉属于心”，“心主脉”，所以左乳下部位可以属于足阳明胃，也同时可以属于心（小肠）的部位，由于此，所以凡属患者症状表现在上述部位时，例如：眼角糜烂，面颧部发红如涂朱，肩胛痛，腋窝或肘窝病变，手掌心潮热多汗，手中指、小指不用，胸前闷痛或心跳心慌，左乳下虚里部位其动应衣等等，均可定位在心（小肠），或同时定位在心（小肠）。

（2）从功能上的特点定位

心（小肠）在功能上的特点，根据中医藏象学说主要为：主神明，主血脉，主火，主热，主化等几个方面，因此凡属有上述方面的功能失调，例如神志昏迷，精神错乱，各种出血症状，皮肤斑疹，消谷善饥等，均可以定位在心（小肠）。

（3）从体征上的特点来定位

心（小肠）在体征上的特点，根据藏象学说主要是：其华在面，开窍于舌，在声为笑，在味为苦，在液为汗，色红，脉洪或脉律不齐等，因此凡属患者见上述体征，例如面颧部发赤或面部疮痒，舌烂，口苦，精神反常表现以笑为主，多汗，洪脉或脉律不齐如结代促涩等，均可以定位在心（小肠）。

（4）从发病季节气候上的特点定位

心（小肠）病的发病季节及其与气候方面的关系，根据藏象学说主要是“心旺于夏”，“热入心”，因此凡在夏季酷热季节或高温环境中发病，或患者发病明显由于受热所引起，均可以考虑定位在心（小肠）。

（5）从病因上的特点定位

根据藏象学说：“喜伤心”，“大汗亡阳”，“苦入心”，因此凡属患者发病明显由于喜乐兴奋过度，或汗出太多，或过食苦寒之物所致者，均可以考虑定位在心（小肠）。

5. 肺（大肠）的定位

（1）从临床表现部位上的特点定位

根据手太阴肺经和手阳明大肠经的循行部位，因此凡属人体鼻咽部，下牙床，肩背部，胸部，肛门，腋部，两上肢肘部，手大、次指均属于或同时属于肺（大肠）部位，凡患者症状表现在上述部位，例如：鼻病，咽喉病，下齿龈病，肩部疾患，胸疼，咳唾引痛，手大、次指不用，肘疼，肛门疾病等等，均可以定位或同时定位在肺（大肠）。

（2）从功能上的特点定位

肺（大肠）在功能上的特点，根据藏象学说主要为："主治节"、"主气"、"司呼吸"、"藏魄"、"主声"、"知香臭"、"主传导"等几个方面，所谓"魄"，根据张介宾《类经》中的解释："魄之为用，能动能作，""初生时，耳目心识，手足运动，此魄之灵也，及其精神意识，渐有知觉，此则气之神也。""魄之为用，痛痒之所作也。"因此凡属上述功能方面失调，例如：一切活动方面的障碍，如汗出异常，大小便的异常，呼吸道的疾病如咳嗽、哮喘、声嘶或失音，以及感觉运动方面的障碍等等，均可以定位或同时定位在肺（大肠）。

（3）从体征上的特点定位

肺（大肠）在体征上的特点，根据藏象学说主要是"肺合皮毛"，"开窍于鼻"，"在声为哭"，"在志为悲"，"在变动为咳喘哮"，"在味为辛"，"色白""脉浮"等几种，因此凡属患者见上述体征，例如：皮毛枯槁，肌表调节功能障碍，如自汗、盗汗，面白，咳喘，口辛，精神反常表现以喜哭善悲为特点，脉浮等，均可以定位或同时定位在肺（大肠）。

（4）从发病季节气候上的特点定位

肺（大肠）的发病季节及其与气候方面的关系，根据藏象学说主要是“肺旺于秋”，“燥入肺”，因此凡属在秋凉季节或过分干燥气候中发病，均可以考虑定位在肺（大肠）。

（5）从病因上的特点定位

根据藏象学说，“悲伤肺”，“形寒饮冷伤肺”，“辛入肺”，因此凡患者发病明显由于悲哀过度，或受寒饮冷，或过食辛燥之物所致者，均可以考虑定位在肺（大肠）。

（6）从治疗经过上的特点定位

治疗上汗下过度，或过用辛温燥烈之剂，都会损肺阴或耗肺气，因此凡属上述患者，亦应考虑定位肺（大肠）问题。

第二步　阴阳，气血，表里，虚实，风，火，湿，燥，寒，毒定性

所谓“定性”，即综合患者各方面的情况，决定患者疾病的性质。一般所谓的“八纲”辨证、“病因”辨证，实际上都是辨别患者疾病性质的方法，不过我个人认为单纯的八纲辨证，范围较大，如何更具体地、针对性更强地来指导临床具体处理，还有其不足之处，例如“湿”证或“燥”证，把它放在八纲中哪一项内，

就很难具体判定。单纯的“病因”辨证，也有其不够全面之处，例如“风”证或“火”证，它们本身实质上都还有个寒热虚实问题。其他如“六经”辨证，“三焦”、“卫气营血”辨证等等，也都有其各自的局限性，如果让这些辨证方法，永远像当前这样各别分立，那么如何在此基础上进一步统一中医在辨证论治上的步骤和方法则将无法解决。如何来解决这个问题，我个人认为只有归纳以上几种辨证方法，把它们之中相同的内容加以归并，不同的内容加以互相补充，以能符合临床实际并能具体指导临床辨证论治为准则，定出定性的具体内容。据此，我将“定性”内容归纳为阴、阳、气、血、虚、实、表、里、风、火、湿、燥、寒、毒等 14 项，兹分别作如下介绍：

1. “阴”证定性

(1) 从临床证候特点定性

“阴”的特点，根据中医学认识有二：其一是指一切功能上的衰减和不足现象，举凡一切相对处于静止的、向下的、减退的、消极的、阴暗的、寒凉的、内在的等等事物和现象都属于阴；其二是指一切有形的物质。举凡一切正常生理活动所必需的物质，如血液、津液等，均可以称为阴；其中属于病理生理代谢产物，非人体生理活动所必需甚至有害的物质，如痰、饮等等，也均可以称为阴，前者一般称为“阴精”而后者则称为“阴邪”。由于如此，所以凡属是患者在临床上表现为功能上的衰退和不足，呈退行性、抑制性改变的一切临床表现均可以定性为阴证。凡属人体正常生理活动所必需的物质缺乏或不足，或某些病理生理产物的堆积、潴留，也可以归属于阴。

（2）从发病与病程上的特点定性

阴证发病与病程上的特点，根据中医学认识，一般情况下，阴证发病缓起，病程较长，患者以老人、虚人为多。因此凡属患者发病缓，病程长，症状系属逐渐加重，尤其是老年或素体以功能衰退为特点之患者，在定性上均应考虑阴证。

2.“阳”证定性

（1）从临床证候特点定性

“阳”的特点，根据中医学认识也有两方面的内容：其一是指一切功能上的兴奋和亢进现象，与阴证恰好相反，举凡一切相对趋于活动的，向上的、旺盛的、积极的、光亮的、温热的、外在的等等事物和现象，都属于阳；其二是指一切无形的功能本身，举凡一切功能和作用都可以称为阳，人体正常生理功能均可称之为阳，例如：心阳、脾阳、肾阳等等。使人体功能上产生病理性兴奋或亢进的各种因素也可以称之为阳，前者一般称为阳气，而后者则称为阳邪。由于如此，所以凡属患者在临床上表现为功能上的亢进或紧张状态，呈进行性，兴奋性改变的一切临床表现，均可以定性为阳证，凡属人体功能方面的疾病也均可归纳属于阳证。

（2）从发病与病程上的特点定性

阳证在发病与病程上的特点，根据中医学认识，一般情况下，阳证发病较急，病程较短，患者以小儿或青中年患者居多，因此凡属急性病特别是一般急性热病，病程不长，突然发病者，尤其是小儿或青中年患者，或平素体质尚壮实者，在定性上均应多考虑阳证。

3. “气”分定性

（1）从临床证候特点定性

“气”字，根据中医学认识，其义有二：一是指气体，如“嗳气”、“矢气”、“腹胀气”等临床表现中所说的“气”；其二是指一切功能本身，与“阳”证相似，例如：“气虚”、“气盛”等辨证中所说的“气”。由于如此，所以凡属患者临床表现上以功能上的障碍为特点或症状上以气体滞留或通利不畅为主，如前述之嗳气、呃逆、腹胀、矢气等患者，均可以定性在“气分”。其属于功能上的一时性障碍者，一般称为“气滞”；其属于功能低下而出现障碍者，一般称为“气虚”；其属于功能方面过度亢进致病者，一般则称“气盛”。

（2）从发病与病程上的特点定性

“气分”疾病在发病与病程上的特点，根据中医学认识与阳证相似，一般情况下发病较急，病程较短，多系突然发病，有比较明显的发病诱因，因此凡属具有上述发病与病程上特点的患者，在定性上均应首先考虑气分疾病。

4.“血”分定性

（1）从临床证候特点定性

“血”字，根据中医学认识，其义亦有二：其一是指血液，例如吐血、便血、鼻衄、齿衄、肌衄等临床表现中所说的“血”；其二则是指人体正常生理活动中所必需的某些物质，例如“血虚生风”、“血虚肝旺”等辨证术语中所说的“血”。由于如此，所以凡属患者临床表现上以生理必需营养物质缺乏或不足为主，或者症状上以出血或瘀血为主要临床表现者，均可以定性在“血分”。其属于生理必需营养物质缺乏致病者，一般称为“血虚”；其属于出血或血行障碍致病者，一般称为“血瘀”。

（2）从发病与病程上的特点定性

“血分”疾病在发病与病程上的特点，根据中医学认识与阴证有相似之处，一般情况下发病较缓，病程较长，常继发于“气分”疾病之后，但由于外伤原因而引起的出血或瘀血情况则亦可发病急，病程短，直接出现“血分”疾病，此属例外。凡属在临床上具上述发病与病程上特点的患者，在定性上均应首先考虑血分疾病。

5.“表”证定性

（1）从临床证候特点定性

“表”字，根据中医学的认识，主要是指人体肌表，因此凡属人体肌表在病因作用下而出现之肌表调节功能障碍，或临床症状主要部位在人体肌表，例如发热时，肌表应出汗以散温，但病人发热无汗；体温正常时，肌表应无明显汗出，但病人汗多，时自汗出。或病人肌表疼痛，或肌肤疮疡斑疹。这些或属于肌表功能失调，或属于肌表本身病变，均可以定性为表证。

（2）从发病与病程上的特点定性

“表”证在发病与病程上的特点，根据中医学认识，主要是指热性病的初起，从病势上说属于早期轻浅阶段，因此凡属热性病的初起，均可以定性为表证。

6.“里”证定性

（1）从临床证候特点定性

“里”字，根据中医学认识，主要是指人体肌表以内的器官。因此凡属人体肌表以内的各个器官在病因作用下而出现之功能障碍或临床症状主要部位在人体内脏，例如：高热时肌表调节功能并无障碍，热高汗多，完全相应，热高原因系由于内热炽盛，而非由于肌表不能散热，或病人临床症状主要表现在内脏，如腹痛、呕恶、烦渴、便结、尿赤等等，这些均属人体内脏病变，因此均可以定性为里证。

（2）从发病与病程上的特点定性

“里”证在发病与病程上的特点，根据中医学认识，主要是指热性病的延续深入，从病势上说属于热性病的中期或后期重深阶段，因此凡属热性病的中后期，均可以定性为“里”证，其不属热性病的其他疾病，只要其主要病变不在肌表而在内脏者，亦可以定性为里证。

7. “虚”证定性

（1）从临床证候特点定性

“虚”字，根据中医学认识，主要是指人体的精气不足，《内经》谓：“精气夺则虚。”（《素问·通评虚实论》）。所谓“精”，就是指维持人体正常生理活动所必需的各种精微物质；“气”，就是人体正常调节代偿功能，因此凡属人体在病因作用下而出现之维持正常生理活动的必需物质缺乏或不足，或正常的人体调节代偿防御等功能低下，都可以定性为“虚”证。其属于生理活动必需物质缺乏或不足者，叫“精虚”或“阴虚”，其属于生理调节代偿功能低下或不足者，叫“气虚”。

（2）从发病与病程上的特点定性

“虚”证在发病与病程上的特点，根据中医学认识，主要是发病缓起，病程较长，或由于先天不足，或由于后天失调，或继发于“热”证，“实”证之后，或由于治疗上的错误或不及时，如误汗、误吐、误下，过用温燥苦寒药等等，因此凡属是有上述发病与病程上特点之患者，在定性上均应首先考虑虚证。

8. “实”证定性

（1）从临床证候特点定性

“实”字，根据中医学认识，主要是指人体的邪气有余，《内经》谓：“邪气盛则实。”（《素问·通评虚实论》）。所谓“邪”，就是指各种致病因素或人体本身在致病因素作用下所产生的对人体正常生理活动有害的各种物质。因此凡属致病因素毒力强大或人体内各种有害物质的堆积和潴留，例如：在致病因素作用下患者出现高热、神昏、谵语、腹满、便结、腹水、胸水等等，都可以定性为实证。

（2）从发病与病程上的特点定性

“实”证在发病与病程上的特点，根据中医学认识是发病急，病势猛，或继发于“表”证之后，或由于治疗上的错误或不及时，因此凡属是有上述发病与病程上特点之患者，在定性上均应考虑实证。

9.“风”病定性

（1）从临床证候特点定性

风的特点，根据中医学认识主要是“善行而数变”（《素问·风论》），“风以动之”（《素问·五运行大论》）。因此，凡患者在临床表现上变化较快，来去不定，游走窜动，颤动抽搐，麻木瘫痪，例如：阵发性头痛，游走性关节肌肉痛，阵发性皮疹，惊痫抽搐，半身不遂等等，均可定性为风。

（2）从发病季节与诱因上定性

风病的发病季节与诱因，根据中医学认识，春主风，因此凡发病在春季或患者发病明显与受风有关的，都可以考虑定性或同时定性为风病。

10.“寒”病定性

（1）从临床证候特点定性

寒的特点根据中医学认识主要是寒性凝滞，澄彻清冷。因此凡属患者在临床表现上以凝滞不通，症状部位固定不移，患者外观或排泄物表现澄彻清冷，例如：疼痛部位固定不移，小便清彻，四肢厥冷，完谷不化，人体生理调节代偿功能衰退或衰竭等等，均可定性为寒。

（2）从发病季节与诱因上定性

冬主寒，因此凡发病季节在冬季或低温环境，或患者发病明显与受寒有关，都可以考虑定性为寒证。

11．“湿”病定性

（1）从临床证候特点定性

湿胜则肿，湿胜则濡泻，湿流关节，举凡人体在病因作用下所产生的一切液态病理生理产物，中医均认为属湿，因此凡患者在临床表现上述物质偏多或潴留为特点者，例如：浮肿、多痰、泻痢、白带多、黄疸、排泄不畅如小便不利等等，均可以定性为湿。

（2）从发病季节与诱因上定性

长夏主湿，因此发病季节如夏季潮湿较重时期或患者发病明显与受湿，例如冒雨、居住或工作环境潮湿较重等有关的，均可以考虑定性为湿病。

12．“火”（热）病定性

（1）从临床证候特点定性

火（热）的主要特点是：炎上、温热、红亮、化物。因此患者在临床表现上以兴奋、亢进为特点者，例如：燥狂，发热，红肿热痛，消谷善饥，烦渴引饮，便结、溲赤等等，均可以定性为火（热）病。

（2）从发病季节与诱因上定性

夏主火，主热，因此凡发病季节在夏季炎热酷暑时期，或患者发病明显与受热，例如：在酷暑或高温环境中得病等等，均可以考虑定性或同时定性为火（热）病。

13.“燥”病定性

（1）从临床证候特点定性

燥胜则干，诸涩枯涸，干劲皴揭，皆属于燥。因此凡属患者在临床表现上以干燥枯涸为特点者，例如：口燥、咽干、皮肤干涸失润，大便干燥等等，均可以定性为燥。

（2）从发病季节与诱因上定性

秋主燥，因此凡发病季节在秋季或气候明显干燥时期，或患者发病明显与干燥有关，例如：因高热消耗，汗、吐、下等体内津液丧失过多，或饮水不足等等，均可以定性为燥病。

14.“毒”病定性

（1）从临床证候特点定性

可以定性为火病而系暴发，临床症征以高热、肢厥、神昏、谵妄，吐泻纯青水，皮肤斑疹或肤色青紫，脉沉伏，舌红绛或青紫、苔焦干者，均可考虑为毒病。

（2）从发病原因上定性

发病前有食物或药物中毒之可能，如误食菌类、野菜、死畜、死禽、郁肉、漏脯等食物或砒、铅、卤水、乌头等有毒药物发病者，均可定性为毒病。

第三步　定位与定性合参

所谓合参，即根据患者各方面表现，在确定了疾病所在部位及其证候性质以后，再把两者结合起来。兹仅以风、火、湿、燥、寒定性为例，结合定位简要作如下分析，其他可以类推，从略。

(一) 肝（胆）病

1. 肝（胆）风

可以定位在肝（胆），定性为风者，曰肝（胆）风。例如：卒然眩仆，惊痫抽搐。

2. 肝（胆）寒

可以定位在肝（胆），定性为寒者，曰肝（胆）寒。例如：瘫痪肢厥，胁肋疼痛而喜热恶冷，或睾丸冷痛，阴囊发凉，发烦不寐而多痰呕恶，喜热饮。

3. 肝（胆）湿

可以定位在肝（胆），定性为湿者，曰肝（胆）湿。例如：肢体不用而合并水肿，外阴肿胀，黄疸。

4. 肝（胆）火（热）

可以定位在肝（胆），定性为火（热）者，曰肝（胆）火（热）。例如：眩晕惊痫而有高热，或目赤肿痛，或喜怒易惊，不能自制。

5. 肝（胆）燥

可以定位在肝（胆），定性为燥者，曰肝（胆）燥。例如：目干涩，或具有前述证候而同时出现燥象者。

(二) 脾（胃）病

1. 脾（胃）风

可以定位在脾（胃），定性为风者，曰脾（胃）风。例如：阵发性吐泻，胃脘痛时来时止，或吐泻合并痉挛拘急。

2. 脾（胃）寒

可以定位在脾（胃），定性为寒者，曰脾（胃）寒。例如：吐泻，腹痛，喜热喜按，吐泻物澄彻清冷或完谷不化。

3. 脾（胃）湿

可以定位在脾（胃），定性为湿者，曰脾（胃）湿。例如：胃脘胀满，呕恶，泻痢。

4. 脾（胃）火（热）

可以定位在脾（胃），定性为火（热）者，曰脾（胃）火（热）。例如：消谷善饥，暴注下迫，泻痢赤白，呕苦，吐酸，口烂生疮。

5. 脾（胃）燥

可以定位在脾（胃），定性为燥者，曰脾（胃）燥。例如：口燥咽干，大便干结。

(三) 肾（膀胱）病

1. 肾（膀胱）风

可以定位在肾（膀胱），定性为风者，曰肾（膀胱）风。例如：癃闭，阵发性腰痛，浮肿初起发热恶寒，眼睑及面部浮肿，外阴瘙痒。

2. 肾（膀胱）寒

可以定位在肾（膀胱），定性为寒者，曰肾（膀胱）寒。例如：腰疼，浮肿，小便不利，阳痿，遗精，而同时恶冷喜热，小便澄彻清长，阴冷。

3. 肾（膀胱）火（热）

可以定位在肾（膀胱），定性为火（热）者，曰肾（膀胱）火（热）。例如：小便红赤，涩痛淋漓，脓尿，血尿，眩晕，齿动。

4. 肾（膀胱）湿

可以定位在肾（膀胱），定性为湿者，曰肾（膀胱）湿。例如：浮肿，小便不利，腰重。

5. 肾（膀胱）燥

可以定位在肾（膀胱），定性为燥者，曰肾（膀胱）燥。例如：腰痛尿少，尿道热，发槁，齿枯，齿衄。

(四) 心（小肠）病

1. 心（小肠）风

可以定位在心（小肠），定性为风者，曰心（小肠）风。例如：突然晕厥，谵语狂妄，《证治要诀》谓："心风者，精神恍惚，喜怒不常，言语时或错乱"。或心前区疼痛时作时止。

2. 心（小肠）寒

可以定位在心（小肠），定性为寒者，曰心（小肠）寒。例如：身冷，肢厥，油汗，完谷不化。

3. 心（小肠）湿

可以定位在心（小肠），定性为湿者，曰心（小肠）湿。例如：有心（小肠）症征，如心悸、肢厥而同时出现浮肿，痰涌。

4. 心（小肠）火（热）

可以定位在心（小肠），定性为火（热）者，曰心（小肠）火（热）。例如：心烦，舌烂，尿赤，便结。

5. 心（小肠）燥

可以定位在心（小肠），定性为燥者，曰心（小肠）燥。例如：舌干，便结，尿少。

（五）肺（大肠）病

1. 肺（大肠）风

可以定位在肺（大肠），定性为风者，曰肺（大肠）风。例如：鼻堵，哮喘，阵发性便血。

2. 肺（大肠）寒

可以定位在肺（大肠），定性为寒者，曰肺（大肠）寒。例如：咳嗽，气喘，痰涎澄彻清冷，吐白泡沫痰，脱肛。

3. 肺（大肠）湿

可以定位在肺（大肠），定性为湿者，曰肺（大肠）湿。例如：咳嗽多痰，下痢。

4. 肺（大肠）火（热）

可以定位在肺（大肠），定性为火（热）者，曰肺（大肠）热（火）。例如：咳喘唾脓痰，咯血，泻痢赤白，肛门肿痛。

5. 肺（大肠）燥

可以定位在大肠，定性为燥者，曰肺（大肠）燥。例如：干咳无痰，咽干口燥，大便秘结。

第四步　必先五胜

所谓“必先五胜”，即在分析各种发病机转中，要在错综复杂，变化万端的各种临床表现当中，根据其发生、发展、变化过程，确定其究属哪一个脏腑及哪一种病理生理改变在其中起主导作用。兹再概要作如下罗列：

（一）关于定位

1. 肝（胆）病

（1）肝（胆）本经自病，即疾病原发在肝（胆），比较单纯。例如：郁怒伤肝（胆），因郁、怒、惊而出现胁肋疼痛或失眠，惊痫抽搐。

（2）继发于其他脏器病变之后

1）脾（胃）病及肝（胆），先有脾（胃）病，肝（胆）病系继发于脾（胃）病之后。例如：土败木贼，脾虚肝乘，患者吐泻病后，继发拘急痉挛或饱食后夜寐不安。

2）肾（膀胱）病及肝（胆）　先有肾（膀胱）病，肝（胆）病系继发于肾（膀胱）病之后。例如：肾虚肝旺，患者先有遗精、阳痿，以后继发头晕、失眠。

3）心（小肠）病及肝（胆）　先有心（小肠）病，肝胆病系继发于肾（膀胱）病之后。例如：血虚肝旺，患者先失血，以后继发眩晕，抽搐。

4）肺（大肠）病及肝（胆） 先有肺（大肠）病，肝（胆）病继发于肺（大肠）病之后。例如：肺虚肝侮，金不制木，患者先有咳嗽、气喘，以后继发痉挛拘急，或眩晕不寐。

2. 脾（胃）病

（1）脾（胃）本经自病

疾病原发在脾（胃） 例如：饮食伤脾（胃），因暴饮暴食或饮食不洁之物而出现胃痛、吐泻。

（2）继发于其他脏器病变之后

1）肝（胆）病及脾（胃） 先有肝（胆）病，脾（胃）病系继发于肝（胆）病之后。例如：肝盛乘脾，肝气横逆犯胃，先有抑郁忿怒，然后相继出现胁痛，呕恶食减。

2）肾（膀胱）病及脾胃 先有肾（膀胱）病，脾（胃）病系继发于肾（膀胱）病之后。例如：命火不能生脾土，先有房劳伤肾，继发肌肉消瘦，食减便溏，五更泄泻，或先有小便不利，全身浮肿而继发呕吐，恶心。

3）心（小肠）病及脾（胃） 先有心（小肠）病，脾（胃）病系继发于心（小肠）病之后。例如：先有心跳气短，以后出现呕恶。

4）肺（大肠）病及脾胃 先有肺（大肠）病，脾（胃）病系继发于肺（大肠）病之后。例如：先有咳嗽，在剧烈咳嗽情况下出现恶心呕吐。

3. 肾（膀胱）病

（1）肾（膀胱）本经自病，病原发在肾（膀胱）。例如：因房劳过度或极度恐惧情况下，出现遗精，阳痿，尿失禁，腰痛。

（2）继发于其他脏器疾病之后

1）肝（胆）病及肾（膀胱） 先有肝（胆）病，肾（膀胱）病系继发于肝（胆）病之后。例如：由于长期抑郁或忿怒情况下而出现遗精，遗尿。

2）脾（胃）病及肾（膀胱） 先有脾（胃）病，肾（膀胱）病系继发于肝胆病之后。例如：先有食减、便溏，以后又出现腰痛，遗精，眩晕，耳鸣，脱发。

3）心（小肠）病及肾（膀胱） 先有心（小肠）病，肾（膀胱）病系继发于心（小肠）病之后。例如：先有心悸气短，以后出现浮肿，小便不利。

4）肺（大肠）病及肾（膀胱） 先有肺（大肠）病，肾（膀胱）病系继发于肺（大肠）病之后。例如：先有咳嗽，以后继发腰痛，尿血，尿闭，尿失禁。

4. 心（小肠）病

（1）心（小肠）本经自病

原发在心（小肠）。例如：炎热酷暑或在高温环境中出现神昏肢厥，或由喜乐过度而出现心悸、心前区痛。

（2）继发于其他脏器疾病之后

1）肝（胆）病及心（小肠） 先有肝胆病，心（小肠）病系继发于肝（胆）病之后。例如：先有胁肋疼痛或惊痫抽搐，然后继发神志昏迷或出血。

2）脾（胃）病及心（小肠） 先有脾（胃）病，心（小肠）病系继发于脾（胃）病之后。例如：先有吐泻，继发神昏，肢厥，出血。

3）肾（膀胱）病及心（小肠） 先有肾（膀胱）病，心（小肠）病系继发于肾（膀胱）病之后。例如：先有阳痿、遗精或小便不利，然后心悸气短或神志昏迷。

4）肺（大肠）病及心（小肠） 先有肺（大肠）疾病，心（小肠）病系继发于肺（大肠）病之后。例如：先有咳喘，然后继发心悸，出血。

5. 肺（大肠）病

（1）肺（大肠）本经自病，原发在肺（大肠）。例如：由形寒饮冷而出现咳喘，鼻堵，声嘶。

（2）继发于其他脏器疾病之后

1）肝（胆）病及肺（大肠） 先有肝（胆）病，肺（大肠）病系继发于肝（胆）病之后。例如：先有胁肋满痛，或惊痫抽搐，以后继发痰鸣气喘，大小便失禁。

2）脾（胃）病及肺（大肠） 先有脾（胃）病，肺（大肠）病系继发于脾（胃）病之后。例如：先有吐泻，腹满，食减，以后继发咳嗽气喘或声低气微，下痢脱肛。

3）肾（膀胱）病及肺（大肠） 先有肾（膀胱）病，肺（大肠）病系继发于肾（膀胱）病之后。例如：

先有小便不利，浮肿，以后继发咳喘。

4）心（小肠）病及肺（大肠）　先有心（小肠）病，肺（大肠）病系继发于心（小肠）病之后。例如：先有心悸心慌，然后继发气喘，咳逆倚息不得卧。

（二）关于定性

仍以风、火、湿、燥、寒为例，其他类推，从略。

1. 风证

（1）原发风证

一开始就表现为风证。例如：大怒后，卒然眩仆，半身不遂。

（2）继发风证

1）热极生风　先有热证，风证系继发于热证的基础上。例如：先有高热，然后继发惊痫抽搐。

2）寒胜拘急　先有寒证，风证系继发于寒证的基础之上。例如：先有汗漏不止，或下利清谷，然后继发四肢拘急，难以屈伸。

2. 寒证

（1）原发寒证

一开始即表现为寒证。例如：吐泻不止，下利清谷，四肢厥逆。

（2）继发寒证

1）阳虚生寒　先有一般阳虚症征，寒证系继发于平素阳虚的基础上。例如：患者久病阳虚，逐渐出现肢厥脉微。

2）因热生厥，热深厥深　先有热证，寒证系继发于热证的基础之上。例如：先有高热，或里急后重，下痢脓血，以后迅速出现脉微肢厥。

3. 湿证

（1）原发湿证

即在病因作用下，一开始就表现为湿证。例如：吐泻，浮肿，小便不利。

（2）继发湿证

1）阳虚生湿　先有寒证、湿证系继发于寒证的基础之上。例如：先有心跳气短等心阳虚衰现象，以后再出现浮肿，小便不利。

2）因热生湿　先有热证，湿证系继发于热证的基础之上。例如：先有发热或局部红肿热痛，以后再继发黄疸，脓血便，脓痰，或局部渗出物。

4. 火（热）证

（1）原发火（热）证

即在病因作用下，直接表现为火（热）证。例如：发热、烦渴、汗出，局部红肿热痛。

（2）继发火（热）证

1）因热生火　先有热证，以后热象逐步增剧，形成火象。例如：由于一般发热而至高热神昏，谵语狂妄，或红肿热痛等局部病变由小到大，由轻到重。

2）真寒假热，阴盛格阳，龙雷之火（相火）妄动　先有寒证、虚证，火（热）证系继发于寒证基础之上。例如：某些慢性病出现的发热，或病人临危前出现的烦躁，高热，回光返照现象。

5. 燥证

(1) 原发燥证

即在病因作用下，直接表现为燥证。例如：由摄入不足或消耗过多而引起的津液不足，口干，舌燥，便干。

(2) 继发燥证

1) 因热而燥　先有热证，燥象系继发于热证的基础之上。例如：先有发热，以后再出现咽干口燥，大便干结。

2) 因寒而燥　先有寒证、虚证，燥象系继发于寒证虚证的基础之上。例如：先有腹胀，便溏、浮肿，小便不利，以后再出现口渴欲饮。

总之，阴、阳、气、血、表、里、虚、实、风、火（热）、湿、燥、寒、毒都可以互相转化，也就是可以在原有的基础上继发其他改变，例如：风证的基础上可以继发火（热）、湿、燥、寒等等。上述着重在寒热两方面，不过举例言其常见者，其余的读者可以类推。

第五步　各司其属

“各司其属”一语，含义是广义的。前述的五脏定位，六气定性，从广义来说，都应该是属于“各司其属”的内容。这里所指的“各司其属”，是指在治疗方法上的相应归类而言。

（一）肝（胆）病的治疗

1. 疏肝

（1）定义

增强肝的疏泄作用，使在病因作用下所出现的气滞血瘀现象能够因此得到治疗，曰疏肝。临床上一般常用的理气、活血、解郁等治法，均属于疏肝范围。

（2）适应证

具肝（胆）病症征，而具有下列条件者，一般均可以疏肝法作治疗。

1）初病新病，发病较急，有明显郁怒诱因。

2）症状迁延，时作时止，目前正值发作时期。

3）以胀满、疼痛为主要临床表现，如巅顶及两颞侧头胀痛，胁肋胀痛，少腹胀痛，睾丸胀痛等，或其他肝（胆）病临床表现而同时合并有胀满疼痛。

（3）常用药物及方剂

1）常用药　例如：当归、芍药、郁金、川楝子、香附、川芎、枳实、木香之属。

2）常用方　例如：逍遥散、四逆散、柴胡疏肝散、疏肝丸等。

（4）运用经验

1）运用疏肝疗法，以肝疏泄作用失职，并非由于肝气本虚，而系由于一时性障碍者为最好；如系由于肝气本虚而疏泄失职者，原则上应治本，疏肝只能作治标。

2）运用疏肝疗法，如运用得当，常收效甚速，往往一剂知，二剂已。如三剂无效，即应考虑运用当否问题。

3）单纯运用疏肝疗法，要注意中病则止，不宜长期服用。

4）运用疏肝疗法，在制剂上以散剂为好；如作煎剂，千万不可久煎，一般以煎15分钟左右为宜，久煎会影响药物效果；在服法上以空腹或半饥饱服为宜。

2. 清肝

（1）定义

清指清除热象而言，清肝即清解肝的热象，亦即指对肝具有清凉作用的一种治疗方法。

（2）适应证

具肝（胆）热症征，一般均可用清肝法作治疗，有下列条件之一者，更是清肝疗法之适应证。

1）初病新病，发病较急或慢性情况而当前系属急性发作者。

2）典型肝热症征，尤以头面部症状如眩晕、目烂赤等为主者。

3）有热象而非太盛，或患者热象虽盛而体虚不宜用重剂者。

（3）常用药物及方剂

1）常用药　例如：牡丹皮、栀子、夏枯草、青蒿、黄芩之属。

2）常用方　例如：丹栀逍遥散、夏枯草膏、滋水清肝饮、青蒿鳖甲汤之属。

（4）运用经验

1）运用清肝疗法，一般以肝热系由于阴虚所致者为好，上述例方亦多系滋阴养血药物与清肝药物同用，滋水清肝饮即其典型方剂。

2）单纯运用清肝疗法，运用得当，亦收效较速，如三至六剂无效，则应考虑运用当否问题。

3）单纯运用清肝疗法，要注意中病即止，不宜长服久服，如滋阴养血药物合用可以较长服用，但亦不宜过久。

4）清肝药物在制剂上以煎剂为好，但不宜久煎，服法上以半饥饱服为宜，服时以温服或凉服为宜，不宜热服，热服常导致恶心呕吐。

3. 泻肝

（1）定义　泻指泻火，泻肝即清泄肝火，亦即指对肝具有清泻作用的一种治疗方法，泻肝与清肝在作用上相似，但程度上较清肝为重。

（2）适应证

具肝（胆）火症征，一般均可用泻肝法作治疗，有下列条件之一者，更是泻肝疗法的适应证。

1）初病新病，发病较急或慢性情况而当前系急性发作者。

2）患者青壮年，平素体质较强实者。

3）肝热较盛，用清肝疗法效果不显著者。

（3）常用药物及方剂

1）常用药　例如：龙胆草、大黄、黄连、黄芩、黄柏、青黛之属。

2）常用方　例如：龙胆泻肝汤、左金丸、当归龙荟丸之属。

（4）运用经验

1）泻肝疗法：运用得当，收效甚快，不但用于肝热所致之头面部疾病，如眩晕、耳鸣、耳聋、目烂赤等效果甚好；下部生殖器官疾患之由于肝火肝热所致之疾病，如阳痿、阳强、遗精、早泄等收效亦甚好。

2）泻肝疗法，往往一剂知，二剂已，三剂无效，即应考虑运用当否问题。

3）泻肝疗法，只能暂用，不能长用。

4）泻肝疗法在制剂上以煎剂最好，不宜久煎，服法上以半饥饱冷服为宜，不宜热服，热服常致恶心呕吐或口干。

4．柔肝

（1）定义　柔指柔缓，柔肝即指对肝在肝本身由于失去营润而呈现亢进紧张时，使之柔缓的一种治疗方法，柔肝又称缓肝。

（2）适应证　具肝（胆）燥症征，一般均可用柔肝法作治疗，具下列条件之一者，更是柔肝法的适应证。

1）发病缓起，时作时止者。

2）素体阴虚，有失血失精史者。

3）在失血、失精、失水等情况下，急性发作者。

4）临床表现以疼痛，拘急痉挛，振颤为主者。

(3) 常用药物及方剂

1) 常用药　芍药、甘草、归身、山萸肉之属。

2) 常用方　如当归芍药散、芍药甘草汤、一贯煎之属。

(4) 运用经验

1) 柔肝疗法，运用得当，收效亦甚快，但不如前述清肝、泻肝法快速，而且疗效系逐渐出现，因此如服药二三剂无明显效果时，尚不能轻易否定其治疗当否。

2) 柔肝药物可以长服。

3) 使用柔肝药物时，一般在处方中须酌加健脾和胃之品同用，否则容易出现腹满、食减等副作用。

4) 柔肝药物在制剂上以煎剂为好，急性症状控制后可以改用蜜丸；作煎剂时要久煎，以 40 分钟以上为宜，否则容易出现腹泻，服法上以半饥饱热服为宜。

5. 平肝

(1) 定义　平指平定或平静。平肝即指对肝在病因作用下而出现之亢进或紧张状态时使之平静安定的一种治疗方法。平肝与前述的清肝、泻肝、柔肝等方法在本质上有所不同，前者是以肝盛的原因或病理、生理变化上治疗，而后者则有强制安静之意。

(2) 适应证　具肝（胆）旺症征，一般均可用平肝法治疗；具下列条件之一者，更是平肝的适应证。

1) 素体阴虚，有失血、失精史者。

2) 发病较急者。

3）临床表现以惊痫抽搐、眩晕或严重失眠，或烦躁不安，不能自已者。

（3）常用药物及方剂

1）常用药　例如：天麻、钩藤、僵蚕、全蝎、羚羊角、草决明之属。

2）常用方　例如：天麻钩藤饮、麻菊散、羚羊角散之属。

（4）运用经验

1）平肝疗法仅属于治标，因此在运用平肝疗法时，常须结合治本同时进行。阴虚肝旺者，常须结合养阴法进行治疗；气虚肝旺，肺虚肝侮者，常须结合益气法进行治疗；热盛肝旺，热极生风者，常须结合清热法进行治疗，否则不易取得满意效果。

2）平肝药物可以长服。

3）平肝药物中植物类药物在应用上剂量宜大，以煎剂为好，虫类药物则剂量宜小，以散剂为好。

6. 镇肝

（1）定义　镇指镇定或镇静。镇肝即指对肝在病因作用下而出现之亢进或紧张状态使之能得到镇定或镇静的一种治疗方法。镇肝与平肝在作用上相似，但选药不同，镇肝药物多用金石重镇之品，习惯上镇肝也可以叫平肝，但平肝却不能叫镇肝。

（2）适应证　同平肝。

（3）常用药物及方剂

1）常用药　例如：磁石、铁落、龙骨、牡蛎、石决明、珍珠母之属。

2）常用方　例如：磁朱丸、桂枝加龙骨牡蛎汤、旋覆代赭石汤等。

（4）运用经验

1）镇肝药物在应用上，剂量宜大，以不少于30g为宜，以煎剂为好，并应久煎。

2）可以较长服用。

3）有腹满、便秘症状者慎用。

7. 温肝

（1）定义　温指温热、有旺盛或激发之意。温肝指对肝在病因作用下而出现之功能衰退时，使之得到旺盛或激发，从而恢复正常作用的一种治疗方法。

（2）适应证　具肝寒症征，一般均可用温肝法作治疗，有下列条件之一者，更是温肝的适应证。

1）素体阳虚者。

2）发病较急者。

3）临床表现为痉挛拘急或剧烈疼痛为主者。

（3）常用药物及方剂

1）常用药　例如：附子、肉桂、乌药、沉香、茴香、吴茱萸之属。

2）常用方　例如：暖肝煎、橘核丸、吴茱萸汤、桂枝汤及其加味方，如桂枝加附子汤，桂枝附子汤，大小建中汤之属。

（4）运用经验

1）温肝疗法，运用得当，收效甚快，如3剂无效，即应考虑运用当否问题。

2）单纯温肝，要注意中病则止，不宜长服久服，如与养血平肝药物合用，可以较长期服用，但亦不宜过久。

3）温肝药物在制剂上视具体药物而异，如附子、吴茱萸等以入煎剂为宜，其中附子入煎时不应少于40分钟，否则常出现毒性反应。肉桂、沉香等则以制散剂为宜，如混合处方作汤剂时应分别先煎或后下，不宜久煎。

4）温肝药物以热服为宜，如确属适应证而患者服药后出现口苦、咽干，或恶心、呕吐等，可改用冷服或在处方中加少量黄连即可。

8. 养肝

（1）定义　养指滋养，养肝系指对肝病的发生系由肝阴不足者，补充肝阴，使肝得到滋养，从而恢复其正常作用的一种治疗方法。养肝与柔肝在性质上相似，但在用药上着重于滋养，与柔肝在用药上着重柔缓小有区别。

（2）适应证　具肝阴虚，肝燥症征，一般均可用养肝法作治疗，有下列条件之一者，更是养肝的适应证。

1）素体阴虚，特别是有肾阴虚表现者。

2）发病缓起，缠绵不愈者。

3）急性热病后期或恢复阶段者。

4）临床表现以头晕、耳鸣、视力减退或异常、失眠等为主者。

（3）常用药物及方剂

1）常用药　例如黄精、何首乌、山萸肉、木瓜、五味子、酸枣仁、阿胶之属。

2）常用方　例如归芎地黄汤、四物汤、首乌延寿丹、黄精丹、胶艾汤、酸枣仁汤等。

（4）运用经验

1）养肝疗法只能逐步发生效果，因此观察养肝疗效，不能期之过急，需要有方有守。

2）脾虚患者如同时合并有脾胃症状如腹满、便溏、纳减等，一般情况下应先治疗脾胃，然后再逐步转入养肝治疗，或在使用养肝药物的同时，使用健脾和胃药物，刚柔并用。

3）养肝药物在制剂上，初用时可用煎剂，煎时要长，不得少于40分钟，否则易出现腹满、腹痛、便溏等副作用，症状基本控制后，即可改用丸剂长服一段时间。

9. 清胆

（1）定义　清即清热，清胆即清除胆热，清胆与清肝在性质上一致，而在范围上有所区别；清肝范围大，清胆基本上可以包括在清肝范围之内。清胆范围较小，仅在胆的作用范围内，因此在用词上仍有所区别。

（2）适应证　具胆热症征，一般均可用清胆法作治疗，有下列条件之一者，更是清胆法的适应证。

1）素体湿热偏胜者。

2）阳黄。

3）临床表现以躁烦不能自已，失眠，眩晕为主，同时伴有口苦、呕恶者。

（3）常用药物及方剂

1）常用药　例如：青蒿、茵陈、栀子、大黄、芒硝、龙胆草、青黛之属。

2）常用方　例如：茵陈蒿汤、蒿芩清胆汤、黛矾散之属。

（4）运用经验

1）运用清胆疗法，一般以胆热挟湿者为最好，挟湿与否的重要指征，是黄疸或合并呕恶。

2）单纯运用清胆法，运用得当，收效甚快，若服药一周以上均无效果，则应考虑运用当否问题。

3）单纯运用清胆疗法，要注意中病则止，不宜长期、久服。

4）清胆药物在制剂上视具体药物而异，其中茵陈、青蒿、胆草、栀子、大黄等可作煎剂，但不宜久煎，青黛可作散剂，芒硝则须冲服。

10．温胆

（1）定义　温指温热，有旺盛或激发之意。温胆即指胆在病因作用下而出现之功能衰退，作用失职时，使之得到旺盛或激发，从而恢复正常作用的一种治疗方法。

（2）适应证　具胆虚症征，一般均可以温胆法作治疗。有下列条件之一者，更是温胆适应证。

1）肥胖体型，素体气虚痰盛者，或虽无明显气虚症征，但亦无明显湿热症征者。

2）临床表现以癫痫、眩晕、严重失眠、精神恍乱、病态决断不能等症状为主者。

（3）常用药物及方剂

1）常用药　例如：半夏、陈皮、胆南星、石菖蒲、远志之属。

2）常用方　例如：二陈汤及其加味方如温胆汤、导痰汤、十味温胆汤、半夏天麻白术汤之属。

（4）运用经验

1）温胆药物可以较长期使用，但如长期用时加入益气、养阴药合用最好，上述十味温胆汤即其典型方剂。

2）温胆药物中半夏、菖蒲，在初用时可以用较大剂量，半夏可以用至24g，菖蒲可以用至30g，发现效果后可以逐步减量至一般量。但必须作煎剂，并应久煎。半夏、胆南星必须经过炮制，不能生用，生用制散剂口服，有大毒，即小剂量亦可令人锁喉、失音，千真万确，不可忽视。

11. 疏风

（1）定义　疏指疏通肌表，风指风邪，亦即前述具有风病特点的临床表现。疏风即指通过疏通肌表的方法，使患者肌表气血恢复正常，从而使风证得以缓解或解除的一种治疗方法。与一般所说的解表，性质相似。风证在归类上，归属于肝，因此与疏肝在性质上亦相似，但作用、部位不同，疏肝作用在内脏，在里，而疏风作用在肌表，在四肢，在表，有所不同。

（2）适应证　具有肝病症征而在临床表现上又有风证特点者，一般情况下均可用疏风法作治疗。有下列情况者，更是疏风法的适应证。

1）发病较急，或慢性情况而有急性发作者。

2）临床表现以头痛、全身关节痛或肢体麻木，运动障碍，口眼歪斜等症征为主者。

3）外感风寒，发热头痛身痛，鼻堵流涕者。

4）鼻渊类病，鼻流浊涕，久而不已者。

5）荨麻疹，风疹类病，发作性皮疹，搔痒者。

（3）常用药物及方剂

1）常用药　例如：荆芥穗、羌活、防风、川芎、细辛、白芷、辛夷、苍耳子之属。

2）常用方　例如：九味羌活汤、疏风定痛丸，辛夷散、荆防败毒散之属。

（4）运用经验

1）疏风疗法仅属治标，以临床表现系由一时性障碍者为最好，如系继发者，原则上应治本或标本并治。

2）疏风药物：如运用得当，常收效甚速，三剂无效，即应考虑应用当否问题。

3）用疏风药物，要注意中病则止，不宜长服久服。

4）疏风药物在制剂上以散剂为宜，如作煎剂亦不宜久煎，服法上以热服为宜。

12. 息风

（1）定义　息指平息，有平定之义。息风即指使风症得以平息的一种治疗方法。息风与平肝、镇肝法在性质上相类似，但作用范围和部位不同，平肝、镇肝范围大，作用全身，因此平肝、镇肝可以包括息风在内；息风范围小，作用主要限于头颈四肢，因此息风不能包括平肝内容，有所区别。由于其性质相似，因此临床习惯上常平肝息风同称。

（2）适应证

具肝风症征，一般均可用息风法作治疗，有下列情况者，更是适应证。

1）发病急起，或慢性情况急性发作者。

2）临床表现以眩晕欲倒，惊痫抽搐为主者。

（3）常用药物及方剂

1）常用药　例如：全蝎、蜈蚣、僵蚕、地龙、龟甲、鳖甲、龙骨、牡蛎之属。

2）常用方　例如：止痉散，牵正散，大、小定风珠之属。

（4）运用经验

1）息风法　仅属治标，如系继发者，原则上应治本或标本并治。

2）息风药物收效甚速，要注意中病则止，不宜长期久服。

3）息风药物中介类药物以作煎剂并应久煎为宜，

虫类药物以作散剂为宜，并应注意其毒性，不宜大量。

（二）脾（胃）病的治疗

1. 健脾

（1）定义　健指健旺或旺盛，健脾即健旺或旺盛脾胃功能而言，健脾亦称助脾。

（2）适应证　具脾气虚亦即脾运化功能减退症征者，一般均可用健脾法作治疗，有下列情况者更是适应证。

1）发病缓，病程长，需要较长时间的治疗逐渐恢复者。

2）急性病恢复期，特别是急性吐泻后，需要调理脾胃者。

3）妇女妊娠中出现脾胃症状或浮肿者。

（3）常用药物及方剂

1）常用药　例如：人参、党参、白术、茯苓、生姜之属。

2）常用方　例如：补中益气汤、香砂六君子汤、参苓白术散、薯蓣丸之属。

（4）运用经验

1）健脾治疗，多系逐渐出现效果，因此可以较长期服用，有方有守，不宜求急。

2）典型脾气虚弱症征而用健脾治疗效果不大者，须同时考虑肝肾，同时予以疏肝和利湿治疗。

3）健脾药物的制剂，在症状明显时，可用汤剂，要细火久煎，以不少于 40 分钟为宜，如症状基本控制后，则可改用丸剂。

2. 滋脾

（1）定义　滋指滋补或滋养。滋，一般均指滋阴，亦即补充人体在正常生理活动中所需要的物质，因此滋脾亦即补充脾在运化活动所需要的物质之意，前人中有的机械地运用阴阳五行学说来对待脾胃，认为脾为阴土、湿土，胃为阳土、燥土，提出脾喜燥恶湿，脾无滋法，滋阴只是滋胃阴之说。这种说法是不合适的，因为人体任何器官都应分阴阳，而阳生于阴，也就是任何作用也都是在物质的基础上产生，无一例外。事实上滋脾法在临床上是常用的，麻仁滋脾丸就是一个常用方剂，本方明确提出“滋脾”二字，说明了上述脾无滋法的提法，不但在理论上违反了阴阳学说在临床运用的基本精神，对阴与湿的涵意混淆不清，而且也不符合临床实际情况，值得商榷。

（2）适应证

具脾阴虚亦即脾运化功能障碍系由于脾阴不足所致或临床上表现脾运化失职，同时有阴虚症征者，一般均可用滋脾法治疗，有下列情况者，更是适应证。

1）素体阴虚或病史中有明显伤阴史，如长期低热，失血失精，有热性、毒性药物治疗史之中壮年患者。

2）发病缓起，病程迁延，需要较长时间治疗逐步恢复者。

3）急性病恢复期，特别是急性热病后脾胃症状明显，需要调理者。

（3）常用药物及方剂

1）常用药　例如：沙参、玉竹、黄精、麦冬、生地、扁豆、山药、天花粉、火麻仁之属。

2）常用方　例如：益胃汤、沙参麦冬饮、一贯煎、麻仁滋脾丸之属。

（4）运用经验

1）滋脾治疗，常系逐渐出现效果，因此可以较长期服用，有方有守，不宜求急。

2）滋脾药物在运用上以适当配伍少量健脾药或和胃药同用，刚柔相济，消补并行为宜。例如，滋脾药物中适当加入苍白术、陈皮或莱菔子，焦楂曲之类药物等，否则常会出现腹满、便溏、纳减等副作用，或使原有之脾运化失调症状加重。

3）典型脾阴虚症征而用滋脾疗法无效，或进展不大者，须同时考虑肝肾，同时予以疏肝、清肝及滋阴、降火治疗。

4）滋脾药物在制剂上以汤剂为好，汤剂要久煎，如症状基本控制后，可以改用膏剂。在剂量上初用剂量要稍大，维持时则剂量宜稍小。

3. 温脾

（1）定义　温指温热，有旺盛或激发之意，温，一般指温阳，亦即旺盛或激发人体已经衰退或衰竭之生理调节代偿功能，温脾亦即指旺盛或激发人体脾运化功能，对脾在病因作用下所出现之衰退或衰竭状态的一种治疗方法。

（2）适应证

具脾阳虚症征，一般均可用温脾法治疗。有下列情况者，更是适应证。

1）素体阳虚，老年患者。

2）发病较急，或慢性情况急性发作者。

3）临床表现以吐泻、脘腹疼痛为主者。

4）脾气虚患者用一般健脾无效或进展不大者。

（3）常用药物及方剂

1）常用药　例如：附子、干姜、肉桂、吴茱萸、肉豆蔻、丁香、砂仁之属。

2）常用方　例如：附子理中汤、温脾汤、神香散之属。

（4）运用经验

1）温脾治疗，如运用得当，出现效果甚快，三剂无效要考虑当否问题。

2）温脾药物只能暂用，因此要注意中病即止，不宜长服；如必须长服，则应在处方配伍养阴药物，要做到刚柔相济，例如庄在田加味理中地黄汤即其典型范例。

3）温脾药物在制剂上以汤剂为宜，要细火久煎，热服为好。

4）典型脾胃虚寒者，予温脾治疗，不能接受，服药后恶心呕吐，或口苦咽干者，可酌加清肝、降火药物，如胆汁、黄连、黄柏等苦辛合用以反佐之。如有此种情况，服药以冷服并少量多次呷服为宜。

4. 醒脾

（1）定义　醒指苏醒。醒脾即指脾胃功能失调，并非由于本虚，而系由于在病因作用下一时性失调，使之迅速恢复的一种治疗方法。正如人体处于抑制状态并非由于疾病而系熟睡，唤之使醒一样。

（2）适应证　素体脾胃正常，脾胃症状出现系由于在病因作用下一时性障碍，例如饮酒、中暑、异味、晕车、晕船、中恶等引起的呕吐恶心等症，一般情况下均可用醒脾法治疗。

（3）常用药物及方剂

1）常用药　例如：砂仁、白豆蔻、藿香、佩兰、石菖蒲、厚朴、陈皮、葛花之属。

2）常用方　例如：藿香正气散、平胃散、六和汤、葛花解酲汤之属。

（4）运用经验

1）醒脾治疗，运用得当，立见疗效，如一剂无效，即应考虑其他原因。

2）中病即止，不必多服。

3）制剂以汤剂为好，不必久煎。

5. 温胃

（1）定义　与温脾同，但范围较温脾为小，一般来说，温脾可以包括温胃在内，但温胃不能包括温脾，温脾着重在温运、旺盛人体整个运化功能，而温胃则局限在温运、恢复胃之受纳作用及胃寒所致之胃脘部病变，有所不同。

（2）适应证　具胃寒症征，一般均可用温胃法治疗。有下列情况者，更是适应证。

1）素体阳虚者。

2）发病较急者。

3）临床表现以呕吐、噫呃及胃脘胀痛且喜热喜按者。

（3）常用药物及方剂

1）常用药　例如：胡椒、吴萸、荜拨、丁香之属。

2）常用方　例如：吴茱萸汤、逐寒荡惊汤、理中汤及其加味方之属。

（4）运用经验

1）只能暂用，不能常用，要中病则止，甚至一服效，止后服。

2）制剂以汤剂为好，以热服为宜。

6. 养胃

（1）定义　即滋养胃阴，其性质与滋脾同，其不同者，即在运用术语时，滋脾范围大，养胃范围小，其区别点与前述温脾、温胃区别点相似。

（2）适应证

具胃阴不足症征，均可用养胃法治疗，有下列情况者，更是适应证。

1）发病缓起，时作时愈者。

2）临床表现以胃脘疼痛，得食稍安，或口腔破溃，此愈彼起，迁延不愈者。

3）噎膈。

（3）常用药物及方剂（同滋脾）

（4）运用经验（同滋脾）

7. 和胃

（1）定义　和指调和，和胃即指胃的受纳及消化磨谷作用因精神食欲等因素一时性降低，致使气滞食积时，以针对气滞、积食为目标，使之消化或排出体外的一种治疗方法。和胃又称消导，消即消去，导即通导，亦即使滞气积食消化于体内或排出于体外之意。

（2）适应证　具气滞食积症征，一般情况下，均可用和胃法作治疗，具下列情况者，更是适应证。

1）素体尚健康，无慢性脾胃病史，此次发作与饮食失节明显相关者。

2）既往虽有慢性脾胃病史，但症状不重，此次系急性发作且与饮食失节明显相关者。

（3）常用药物及方剂

1）常用药　例如：焦楂、神曲、炒麦芽、木香、枳实、槟榔、青皮、莱菔子之属。

2）常用方　例如：保和丸等。

（4）运用经验

1）和胃消导药物只能暂用，不能常用，要中病即止。

2）慢性脾胃病者常因脾胃功能低下，继发气滞食积，在此情况下，必须同时合并健脾或养胃治疗，不宜单用消导。

3）使用和胃治疗时，必须同时节制饮食。

4）和胃药物以散剂为宜，即使因制散需时不便而改用汤剂，亦不能久煎，否则会无效。

8. 清胃

（1）定义　清即清热，清胃即清降胃热。

（2）适应证　具胃热、胃火症征，一般均可用清胃法作治疗，有下列情况者，更是适应证。

1）素体壮实者或素体虚弱但性质上属于阴虚者。

2）临床表现以消渴、消谷善饥、口臭、龈肿为主者。

（3）常用药物及方剂

1）常用药　例如：石膏、黄芩、黄连之属。

2）常用方　例如：白虎汤、清胃汤之属。

（4）运用经验

1）单纯清胃药方，特别是苦寒清胃药物不宜长用，要中病则止，如慢性情况需要长期服用，必须配合益气药或养阴药同用，同时清胃药物以选用甘寒药物为宜。

2）清胃药物在制剂上以汤剂为好，服法以半饥饱时温服或冷服为宜。

9. 泻胃

（1）定义　泻指清泻火热，清胃即清泄胃火，泻胃与清胃在性质上相似，但程度上较重。

（2）适应证　具胃家实症征，一般情况下均可用泻胃法作治疗，有下列情况者，更是适应证。

1）发病急起，患者平素身体尚壮实者，或平素体差，但性质上属阴虚者。

2）临床表现以大便燥结，日晡所潮热，或合并神昏谵语者。

3）腹痛吐泻与暴饮暴食明显相关，症状急重，或服消导和胃剂无效者。

4）热病过程中，下利纯清水，可以诊断为“热结旁流”；或热病初起，迅速出现肢厥、少气懒言、神昏，可以诊断为“热厥”者。

（3）常用药物及方剂

1）常用药　例如：大黄、芒硝、枳实之属。

2）常用方　例如：承气汤及其加味方，如大小承气、调胃承气、牛黄承气、增液承气之属。

（4）运用经验

1）泻胃药物必须中病则止，一服利，止后服。

2）泻胃药物在制剂上以汤剂为宜，但不宜久煎，芒硝以冲服为好，在服法上以空腹冷服为宜，如神昏病人则不宜口服，可以借灌肠方法给药。素体脾胃气虚患者，或患者服药不受，药入则吐者，也可用灌肠方法给药。

10. 降胃

（1）定义　降即下降，降胃即指在病因作用下，胃气上逆时用以降逆的一种治疗方法。

（2）适应证　凡具胃气上逆征，一般情况下均可用降胃法作治疗，有下列情况者，更是适应证。

1）素体较差或素有脾胃病或本次症状发作系继发于其他疾病之后者。

2）临床表现以呕吐、噫呃为主，能除外饮食失节所致者。

3）噎膈，反胃。

（3）常用药物及方剂

1）常用药　例如：旋覆花、代赭石、伏龙肝、半夏、竹茹、生姜之属。

2）常用方　例如：旋覆代赭汤、大小半夏汤、橘皮竹茹汤之属。

（4）运用经验

1）降胃治疗，如运用得当，收效甚快，三剂无效，即应考虑当否问题。

2）降胃疗法，里热里实者禁用，特别是症状的发生与暴饮暴食，或饮食不节明显有关，或在临床上有胃脘满痛，大便秘结，以得吐、噫、矢气为快者，绝对禁用，因为此种情况下，呕、吐、噫等症状的发生，常系正气驱邪外出的表现，治法上只能因势利导，通因通用，如用降胃，则属留邪。

3）降胃治疗，仅属治标，原则上应在治本的基础上来用，还应该注意到中病则止，不宜长服。

4）降胃药物在制剂上以汤剂为宜，煎成后以取沉淀后上清液服用为宜，沉淀物不能服，否则反使呕吐加重。

(三) 肾（膀胱）病的治疗

1. 滋肾

(1) 定义　前已述及，滋即滋阴，亦即滋补或滋养补充人体在正常生理活动中所需要的物质，因此滋肾亦即补充肾在正常执行其职能时所需要的物质之意。

(2) 适应证　具肾阴虚症征者，一般均可用滋肾法作治疗。有下列情况者，更是适应证。

1) 青壮年患者，或有失血、失精史者。

2) 热病后期。

(3) 常用药物及方剂

1) 常用药　例如：地黄、枸杞子、龟甲胶、何首乌、桑椹、旱莲草、芡实之属。

2) 常用方　例如：六味地黄汤及其加味方、左归饮之属。

(4) 运用经验

1) 滋肾治疗，多系逐渐出现效果，因此可以较长期服用，有方有守。

2) 滋肾药物在运用上，一般以适当配伍少量健脾和胃药同用，刚柔相济、消补并行为宜。六味地黄汤中三补三消，地黄、山萸肉、山药与牡丹皮、茯苓、泽泻同用即其范例，临床运用中，滋肾方剂六味较左归平妥，其原因亦在于此。

3) 典型肾阴虚症征而用滋肾法或进展不大者，须同时考虑予以心脾同治、清心清胃同进，例如在六味地黄汤中合增液汤或加黄连等，如此可以增强滋肾效果。

4）滋肾药物在制剂上以汤剂为好，药要久煎，症状基本控制后可改用丸剂或膏剂，初用时剂量宜大，维持时剂量宜小，老年人剂量亦宜小。

2. 温肾

（1）定义　前已述及，温即温热，有旺盛或激发之意；温肾亦即旺盛或激发人体肾在病因作用下所出现的衰退或衰竭状态，使之恢复其正常作用的一种治疗方法。

（2）适应证　具肾阳虚症征，一般均可用温肾法作治疗，有下列情况者，更是适应证。

1）素体阳虚或年老患者。

2）发病较急或慢性情况而有急性发作者。

3）临床表现以腰痛、水肿、阳痿、滑泄不禁或尿崩等症为主者。

4）热性病后期，在审证上确属真寒假热，阴盛格阳，龙雷之火上腾者。

（3）常用药物及方剂

1）常用药　例如：附子、肉桂、鹿茸、鹿胶之属。

2）常用方　例如：桂附地黄汤、右归饮、真武汤之属。

（4）运用经验

1）温肾治疗，如运用得当，收效甚快，一星期无效，即应考虑当否问题。

2）单纯温肾治疗，只能暂用，不能长用，如须长用，必须在处方中配伍滋肾药物，做到刚柔相济，消补并行。例如桂附地黄汤中，桂附与六味地黄汤同用；真武汤中附子与白芍同用；济生肾气汤即桂附地黄汤再加牛膝、车前子，均其例证，这也就是金匮肾气丸、右归丸等，一般常能长期服一段时间的原因。

3）温肾药物一般情况下，在制剂上以汤剂为宜，要细火久煎，热服为好。如系长服，则应在前述刚柔相济的配伍下以丸剂为宜。至于个别药物（如鹿茸）则以制成散剂温酒冲服为好，不宜作汤剂。

3. 补肾

（1）定义　补即补益，习惯上有补益肾阴、肾气的双重涵义。补益肾阴即前述之滋阴，补益肾气，有温肾阳的涵义而在程度上比较平和，凡属在治疗上肾气肾阴并补者，即称补肾。

（2）适应证

具肾气肾阴两虚者，一般均可用补肾法作治疗。有下列情况者，更是适应证。

1）素体气阴两虚者。

2）慢性情况，一时不易见功，需要较长时期治疗者。

（3）常用药物及方剂

1）常用药物　上述滋肾药物中合以益气药如人参、黄芪等或上列滋肾、温肾药物兼而用之，而以滋肾为主，佐以温肾药物。

2）常用方　例如：补阴益气煎、参芪地黄汤、人参固本丸之属。

（4）运用经验

1）补肾治疗，多系逐渐产生疗效，因此需要较长时间服用，有方有守。

2）补肾治疗，在制剂上以膏剂或丸剂为宜，如作汤剂，剂量宜小，且应采取间断服药方法。

4. 壮阳

（1）定义　壮即强壮，阳指肾阳，因此性质与前述温肾相同，但习惯用法上，温肾范围大，壮阳范围小，一般仅作为旺盛、强壮性功能的专用语，因此在术语使用上亦有所区别。

（2）适应证　具备肾寒、肾阳虚症征。如前述温肾适应证者，原则上也均可用壮阳法作治疗，如具下列情况者，则更是适应证。

1）素体阳虚之年老患者。

2）临床表现以阳痿、滑精、不育或妇女久带下为主者。

（3）常用药物及方剂

1）常用药　例如：鹿茸、阳起石、韭菜子、原蚕蛾，巴戟天、麝香、雀脑、萝摩之属。

2）常用方　例如：阳起石丸、人参鹿茸丸、三鞭壮阳丸、赞育丸之属。

（4）运用经验

1）性功能衰退，阳痿，滑精等，在中壮年患者中，一般以肾阴虚合并湿热者居多，此类患者如用壮阳药物，不但无效，反而使症状加重，因此临床上对于壮阳药物使用必须十分谨慎，切勿滥用。

2）单纯壮阳药物不能长用，如需要维持，在较长时间内连续用，则必须在滋肾的基础之上用，否则易致伤阴，产生不良后果。

3）壮阳药物阳起石、韭菜子、巴戟天、萝摩等以汤剂为宜，同时剂量宜大，雀脑、原蚕蛾、海狗肾等以焙干存性研末温酒冲服为宜，剂量宜小。

5. 固精

（1）定义　固指固涩，固精即指固涩精液或津液的反常溢流，由于肾主藏精，精液或津液的反常溢流，常是由于肾封藏失职的结果，固精亦即加固肾藏作用，因此固精又称固肾。

（2）适应证　具肾虚症征而在临床表现上以遗精、滑精、早泄、遗尿，妇女久带下者，一般均可用固精法作治疗。有下列情况者，更是适应证。

1）发病缓起，逐渐加重者。

2）用一般补肾疗法无效者。

（3）常用药物及方剂：

1）常用药　例如：芡实、莲须、龙骨、牡蛎、金樱子、桑螵蛸、益智仁、补骨脂之属。

2）常用方　例如：金锁固精丸、鹿角菟丝丸、固真丸、金樱子丸之属。

（4）运用经验

1）固精治疗，仅属治标，原则上应在治本的基础上采用，否则很难取得效果，即便取效，顶多也只是暂效而绝非长效。

2）遗精、滑精、早泄、遗尿、多尿、带下，不少患者并非由于肾虚，而是由于阴虚火动，或湿热内蕴者，此类患者绝对禁止固精治疗，因此临床上对于固精药物在使用上也必须十分谨慎，不可滥用。

3）固精药物初用时以汤剂为宜，如在治本的基础上用或作为维持疗效用时，则剂量宜小，丸剂为宜。

6. 利水

（1）定义　利即通利，利水即通利小便。

（2）适应证　一切小便不利者，均可用利水法作治疗。

（3）常用药物及方剂

1）常用药　茯苓、车前子、猪苓、泽泻、大腹皮、防己之属。

2）常用方　例如：五苓散、五皮饮、大橘皮汤、猪苓汤之属。

（4）运用经验

1）利水药物在使用上，一般均须根据不同情况配合肝经药物同用，这在理论上说是由于肝主疏泄，而小便不利除肾膀胱渗利失职外，一般也与肝疏泄失职有关。肝经药物与利水药物合用以利小便的，以温肝药物如桂枝、沉香等及疏肝理气药如木香、槟榔、陈皮等，疏肝活血药如牛膝、益母草等为常用。一般所谓“气行水亦行，气滞水亦滞”，或“行水必先活血”，其理论根据实在于此。

2）利水药物在使用上必须注意到适可而止，因为利水药物可以伤阴，浮肿病人浮肿而小便并非太少者，不可用利水药；浮肿、小便不利者，亦只能用到衰其大半，不能强调肿未完全消除而长期使用，更不能以巩固疗效为由长期使用。

3）利水疗法仅属治标，因此利水药物的应用必须在治本的基础上进行。开始时可以在治本的基础上同时利水，标本并治，以后逐步撤减，症状基本控制后即完全撤去，以治本为主。

4）利水药物在制剂上以汤剂或者散剂为好，剂量宜稍大，在服法上以早晚空腹服用为好，服利水药物时，要忌盐。

7. 通淋

（1）定义　通指通利小便，淋指小便时涩痛淋漓，通淋即指解除小便涩痛淋漓，使之恢复正常的一种方法。

（2）适应证　凡具有肾、膀胱湿热症征，而以小便淋漓涩痛为主者，一般均可用通淋法作治疗，具下列情况者，更是适应证。

1）中壮年患者，素体尚壮实者。

2）发病急，或慢性情况突然急性发作者。

（3）常用药物及方剂

1）常用药　例如：木通、滑石、车前子、栀子、瞿麦、草梢、萹蓄之属。

2）常用方　例如：八正散、导赤散、五淋散之属。

（4）运用经验

1）通淋法的运用，一般以症状急起者为宜，如慢性情况或反复发作者，则常须寻找其他原因，不能单用通淋法作治疗。

2）通淋治疗，如运用得当，收效甚快，一星期治疗无效，即应考虑当否问题。

3）通淋药物在使用上，一般以配合滋肾、清肝药物如生地、栀子、胆草等为宜，其理由亦与肝主疏泄有关。

4）通淋药物在制剂上以汤剂或者散剂为宜，服通淋药物时，应禁食辛辣，浓煎厚味。应多饮水，以清淡饮食为好。

8. 降火

（1）定义　降即清降，火指肾膀胱在病因作用下所产生的具有火证特点的病理、生理变化。降火即清降肾膀胱火热的一种治疗方法。降火一词比较含混，根据上述定义，完全可以用清肾一词，但因为前人有“脾无滋法”、“肝无温法”、“肾无泻法”之说，所以一般不提“清肾”、“泻肾”，而用“降火”、“通淋”、“利水”或“清泻膀胱湿热”等以代表之。目前“滋脾”、“暖肝”的提法已较普遍，而“清肾”、“泻肾”的提法还不太多，因此我在提法上也就从众。其实人体任何器官都可以分阴阳，任何病变都可以区分寒热，无一例外。肾主藏精，肾主命门，命门之火属肾，这是指肾的生理职能，而清肾、通淋、利水等则是指对肾在病因作用下所产生的病理改变而使用的一种治疗手段。清肾是清降肾经邪火，通淋利水则是通利水湿之邪，不是通利肾精。其间毫无矛盾之处，不容混淆。因此降火一词，我个人认为仍以改用清肾为好。

（2）适应证　具肾、膀胱火热症征，一般情况下均可用降火法作治疗，有下列情况者，更是适应证。

1）青壮年患者，素体阴虚内热者。

2）临床表现以骨蒸潮热，阳痿、阳强或梦遗为主者。

3）典型肾阴虚患者而用滋肾平肝法效果不明显者。

（3）常用药物及方剂

1）常用药　例如：知母、黄柏、生地之属。

2）常用方　例如：知柏地黄汤、大补阴丸、滋肾通关丸之属。

（4）运用经验

1）滋阴降火只能暂用，不能长用，要适可而止。如连用一星期无效，即应考虑当否问题。

2）降火药物在运用上，一般均需合以滋肾药物同用，如上述知柏地黄汤中知柏与六味地黄同用，大补阴丸中知柏与生地龟甲同用，即其范例。在较急情况下，如因肾、膀胱火热而致小便闭者，亦可单纯使用降火药物，但一般须佐以少量温肾药物，苦温同进，如滋肾通关丸中知柏与肉桂同用，即其范例。

3）降火药物在制剂上初用时可作汤剂，有效后需维持一段时间，可作丸剂。

(四) 心（小肠）**病的治疗**

1. 清心

（1）定义　即清降心热，其解释与前述清肝、清胆、清胃相似，仅作用部位不同，作用于心小肠即可称为清心清小肠。

（2）适应证　具心（小肠）火热症征者，一般情况下可用清心法治疗。有下列情况者，更是适应证。

1）发病较急者。

2）临床表现以心烦、出血（鼻衄、牙衄、斑疹、吐血、便血）、皮肤疮痒为主者。

（3）常用药物及方剂

1）常用药　例如：玄参、莲子心、竹叶、麦冬、栀子、银花、连翘之属。

2）常用方　例如：栀子豉汤、清心莲子饮、牛黄清心丸、活命饮之属。

（4）运用经验

1）清心疗法，只能暂用，不能长用，要注意中病则止。

2）清心药物在制剂上以汤剂为好，服法上以冷服为宜。如必需服用一段时间则以丸剂为好。

2. 泻心

（1）定义 泻即清泻火热，泻心即清泻心火，性质与清心相类而力量较强。

（2）适应证 同清心而以大出血及神昏谵语等为其主要症征的适应证。

（3）常用药物及方剂

1）常用药 例如：大黄 黄芩、黄连、犀角的代用品之属。

2）常用方 例如：泻心汤、犀角地黄汤、清宫汤之属。

（4）运用经验

1）只能暂用，要中病则止。

2）制剂上以汤剂为好，但犀角不宜入煎，可作散剂冲服或水磨服。其代用品如水牛角，用量宜大，可锉碎先煎。

3）大出血病人在服法上，以少量频服为好，深昏迷病人则不宜灌服，以灌肠给药为宜。

3. 温心

（1）定义 前已述及，温即温热，指激发或兴奋人体功能而言，因此，温心即温扶心阳，亦即旺盛兴奋或激发人体心在病因作用下所出现之衰退或衰竭状态，使之恢复正常作用的一种治疗方法。

（2）适应证 具有心寒症征，一般均可用温心法作治疗，有下列情况者，更是适应证。

1）心阳暴脱，汗出不止，胸高气短不能平卧，脉迟或脉数急，一息五至以上者。

2）身冷、肢厥、脉微者。

（3）常用药物及方剂

1）常用药　例如：干姜、附子、肉桂之属。

2）常用方　例如：四逆汤、参附汤之属。

（4）运用经验

1）温心治疗，如运用得当，收效甚快，三天无效，即应考虑当否问题。

2）温心治疗，不可长用，要注意中病则止。

3）温心治疗，一般说只适用于寒厥，但对于热厥，亦即身冷肢厥系由里热所致者，有时也可以在清热的基础之上合并温心以治其标，《伤寒论·厥阴篇》中乌梅丸及近人提出的参附白虎汤等，均其范例。

4）温心药物在制剂上以汤剂为宜，要细火久煎，热饮频服，如服药不受，呕恶者，可改为冷服或处方中加少量黄连并加重干姜剂量，《伤寒论》中通脉四逆汤及白通加猪胆汁汤均其范例。

4. 养心

（1）定义　养即养阴，养心即滋养心阴，由于心之阴主要为血，因此养心即滋补心血。

（2）适应证　凡属心阴心血不足，具心燥症征者，一般情况下均可用养心法作治疗，有下列情况者，更是适应证。

1）青中年患者或素体阴虚者。

2）临床表现以心悸、怔忡、失眠或脉涩、促、代者。

（3）常用药物及方剂

1）常用药　例如：当归、地黄、麦冬、五味子、酸枣仁、柏子仁之属。

2）常用方　例如：补心丹、柏子养心丸、生脉散之属。

（4）运用经验

1）养心药物可以较长期服。

2）典型心阴不足而用养心法效果不明显者，须同时考虑清肺及降火法同用，一般可在上述方中加石膏、知母、黄柏等，如此可以增强养心效果。

3）养心药物在制剂上以汤剂为好，要久煎，症状基本控制后可以改用丸剂。

5. 补心

（1）定义　补即补益，范围较广，习惯上有补心气与补心阴的双重涵义，补心阴即前述之养心，补心气有温心之意但程度较为平和。凡在临床诊断心气阴两虚，在治疗上应气阴两补者，统称补心。

（2）适应证　具心气心血或气阴两虚，且属慢性情况一时不易见功，需要较长期服药者，均可用补心法作治疗。

（3）常用药物及方剂

1）常用药　上述养心药物中合以益气药如人参、黄芪或上述温心、养心药物兼用而以养心药物为主，佐以温心药物如桂枝等。

2）常用方　例如：人参养荣丸、归脾汤、炙甘草汤之属。

（4）运用经验

1）补心药物可以较长用。

2）制剂上以汤剂为好，症状缓解后可改用丸剂维持。

6. 镇心

（1）定义　镇即镇静或镇定，镇心即指在心由于病因作用下出现之亢进或紧张状态时，使之镇定或镇静的一种治疗方法。镇心亦可以称安神，亦即使心神因镇定而得安静之意，镇心药用药多属金石之品，与前述镇肝性质相同。

（2）适应证　一切心神不安均可用镇心法作治疗，有下列情况者，更是适应证。

1）心跳、心慌，服养心药物无效者。

2）谵语、躁狂者。

3）严重失眠服平肝药无效者。

（3）常用药物及方剂

1）常用药　例如：朱砂、龙齿、珍珠母、金箔之属。

2）常用方　例如：镇心丹、朱砂安神丸之属。

（4）运用经验

1）镇心治疗，仅属治标，原则上应在治本的基础上合用，单纯应用效果不好，即使暂效也难获长效。

2）镇心药物中之朱砂、金箔不作汤剂，一般作散剂或为丸衣服，龙齿、珍珠母可作汤剂。

7. 开窍

(1) 定义　心气一时性障碍，致使心窍闭塞，使之复苏，叫做开窍。

(2) 适应证　平素尚健康，突然卒倒眩仆，神志昏迷，或在急慢性疾病过程中突然神志昏迷者。

(3) 常用药物及方剂

1) 常用药　例如：麝香、苏合香之属。

2) 常用方　苏合香丸、诸葛行军散、外用通关散之属。

(4) 运用经验

1) 开窍疗法只作急救用，患者复苏，治疗即终止，不能作预防给药用，更不能作维持治疗用。

2) 开窍药物在制剂上以散剂为宜，服法上少量灌服，密切注意服药时能否吞咽及发呛与否，如有发呛，则不宜再灌，可用鼻饲给药或通关散外用。

(五) 肺（大肠）病的治疗

1. 宣肺

(1) 定义　宣指宣发，有升提宣通发表的涵义，所谓表即人体肌表，人体肌表功能失调时，中医学称为表证，加强肌表功能，使之恢复正常调节功能，称为解表，亦即升提宣通发表。由于肌表职能与肺气密切相关，因此升提宣通发表，实质上也就是宣发肺气。因此升提宣通发表亦即宣肺便成为人体肌表在病因作用下调节功能障碍时使之恢复正常作用下的一种治疗方法。

(2) 适应证

凡属在外邪作用下亦即在致病因素作用下所致之肌表功能障碍而具备表寒、表实症征者，一般情况下均可用宣肺法作治疗，有下列情况者更是适应证。

1) 素体尚壮实，此次发病急，与外感风寒明显相关者。

2) 临床表现以发热、恶寒、无汗、咳喘，或咳喘吐白泡沫痰，胸闷气短，或有上述表现而合并浮肿，小便不利者。

(3) 常用药物及方剂

1) 常用药　例如：麻黄、桂枝、苏叶之属。

2) 常用方　例如：麻黄汤、大小青龙汤、通宣理肺丸之属。

(4) 运用经验

1) 宣肺治疗，如运用得当，收效甚快，3 剂无效，即应考虑当否问题。

2) 宣肺治疗，只能暂用，不能长用，要注意中病则止。

3) 对于肺气不宣所致之浮肿小便不利患者，可在宣肺的基础上合用益气、利水法，出血患者，一般则不宜用宣肺办法。

4) 宣肺药物在制剂上以汤剂为宜，如用麻黄要先煎并去上沫，服法以热服为好。

2. 散寒

(1) 定义　散即解散，寒指功能的衰退或衰竭，散寒即指人体肌表寒邪得以散解的一种治疗方法，其性质上与宣肺疏风相类似，但在运用上有所不同，宣肺着眼在咳喘或小便不利，疏风着眼在游走性疼痛及运动障碍、发作性皮疹，而散寒则着眼在头身疼痛，有所区别。

（2）适应证　同宣肺，但以头身疼痛症征为主。

（3）常用药物及方剂

1）常用药　例如：麻黄、桂枝、苏叶、羌活、防风、白芷、细辛、附子之属。

2）常用方　例如：麻黄汤、桂枝汤、败毒散、九味羌活汤、桂枝附子汤之属。

（4）运用经验

1）只能暂用，不能长用，要注意中病则止。

2）散寒药物在制剂上以汤剂为宜，以细火久煎热服为好。

3. 降肺

（1）定义　降即下降，肺气以下行为顺，降肺即指在病因作用下肺气上逆的一种治疗方法。

（2）适应证　肺气上逆，临床上主要是指咳喘，凡属咳喘之由于肺气上逆者，一般情况下均可用降肺法作治疗，有下列情况者更是适应证。

1）病人全身情况尚好，症状发作有季节性或时作时止者。

2）症状发作时，胸闷多痰，膨膨然若不能容者。

3）梅核气，咽中有异物感，咽不下，吐不出者。

(3) 常用药物及方剂

1) 常用药　例如：苏子、莱菔子、款冬花、桑白皮、半夏、陈皮之属。

2) 常用方　例如：苏子降气汤、半夏厚朴汤之属。

(4) 运用经验

1) 降肺治疗一般用于慢性咳喘之发作期，特别以正虚邪实患者较为适宜，如急性咳喘之由于肺热者或慢性咳喘急性发作。由于亡阳或肺气大虚所致者，则不宜用降肺法治疗。

2) 降肺药物在制剂上以汤剂为好，在服法上以温服为宜。

4. 清肺

(1) 定义　清即清热，清肺即清降肺热。

(2) 适应证　具肺热症征，一般情况下均可用清肺法治疗，有下列情况者，更是适应证。

1) 发病急起，或热病在恢复期中者。

2) 临床表现以咳喘、咯血、鼻衄、少痰或无痰为主者。

(3) 常用药物及方剂

1) 常用药　例如：竹叶、石膏、天麦冬、桑白皮、芦根、黄芩、鱼腥草、知母之属。

2) 常用方　例如：竹叶石膏汤、清燥救肺汤、白虎汤、二母散之属。

(4) 运用经验

1）清肺药一般以甘寒药物为主，特别是在热病恢复期中或慢性迁延情况下尤宜甘寒清热，发现急起者可以酌用苦寒，但亦适可而止使逐渐转为甘寒。

2）清热药物在处方上常须与润肺药物同用。亦即清肺应在养阴的基础上进行。目前养阴清肺已成为中医临床上的通用语。不能截然分开。

3）急性情况下清肺药物在制剂上以汤剂为宜，慢性迁延情况下则以膏剂为好。清肺药物特别是甘寒清肺药物可以常服，不必因其寒凉而有所顾虑。

5．泻肺

（1）定义　泻即清泻或泻去，泻肺即泻去肺火或泻去肺水。所谓肺火，即在病因作用下而产生的肺亢进或紧张现象。所谓肺水，即在病因作用下而产生的肺水湿潴留现象，在治疗上对此所采取的药物处理，即称为泻肺。其中泻肺火与前述清肺相似。泻肺与前述利水、攻水相似，但用药峻利，有所不同。

（2）适应证

具肺火、肺水症征，一般情况下均可用泻肺法治疗。有下列情况者，更是适应证。

1）发病急，症状重，用一般清肺利水法力弱无效者。

2）肺火症征以高热、咳喘、胸痛、肺水症征以胸憋、气喘、咳唾引痛为主者。

（3）常用药物及方剂

1）常用药物　例如：泻肺火常用黄芩、大黄、瓜蒌仁、桑白皮之属；泻肺水常用葶苈子、甘遂、大戟、芫花、芒硝之属。

2）常用方　例如：泻肺火常用泻白散、泻白汤、黄连解毒汤、小陷胸汤之属；泻肺水常用葶苈大枣泻肺汤、大陷胸汤、十枣汤之属。

（4）运用经验

1）泻肺药物特别是泻肺重剂，只能暂用不能常用，要注意中病则止。

2）肺水常系在其他器官疾病基础之上继发，因此在使用泻肺水治疗时，必须在治本的基础之上进行。

3）泻肺火药物在制剂上以汤剂为好。泻肺水药物中之大戟、芫花、甘遂等必须制成散剂，调入糖水或枣汤内服下，切忌放入口中再以水送下，否则刺激口腔咽喉，可导致不良后果。

6. 润肺

（1）定义　润，即滋润、有养阴涵义，润肺即滋润肺脏，亦即滋养肺阴。

（2）适应证

具阴虚肺燥症征者，一般情况下均可用润肺法作治疗，有下列情况者，更是适应证。

1）儿童、青少年、中壮年、素体阴虚者。

2）急性热病后期或恢复期，慢性病而以阴虚内热为主要表现，例如：痨瘵类疾病者。

3）习惯性便秘及咽喉疾病。

（3）常用药物及方剂

1）常用药物　例如：天麦冬、石斛、玄参、百合之属。

2）常用方　例如：麦门冬汤、润肺饮之属。

（4）运用经验

1）润肺药物可以常用，要有方有守。

2）润肺药物在运用时可酌加少量辛凉或辛燥药，使刚柔相济，例如竹叶石膏汤、麦门冬汤中用半夏，千金治久咳方中之用生姜，作者在用润肺养阴药中恒用薄荷，均属此意。

3）润肺药物在制剂上，一般以汤剂为宜，长服者可用膏剂。

7. 温肺

（1）定义　温，前已多次述及即温热，有旺盛和激发的涵义。温肺即温养肺气，亦即旺盛或激发已衰退之肺脏功能的一种治疗方法。

（2）适应证

具肺寒症征，一般可用温肺法作治疗。如临床上主要表现为痰饮咳喘者，更是温肺的适应证。

（3）常用药物及方剂

1）常用药　例如：干姜、细辛、麻黄、桂枝之属。

2）常用方　例如：小青龙汤、苓甘五味姜辛半夏杏仁汤、温肺饮之属。

（4）运用经验

1）温肺治疗，不宜长用，要注意到中病则止。

2）温肺药物，在处方中常须配以少量甘柔酸敛药物，使刚柔相济。例如小青龙汤之用芍药，苓甘五味姜辛半夏杏仁汤中之用五味子，张仲景治痰饮咳嗽恒用以姜辛味同用等，均属此意。

3）温肺药物以汤剂热服为宜。

8. 敛肺

（1）定义　敛，即收敛。敛肺即对在病因作用下所出现的肺气宣发太盛或肺气不能正常收敛时的一种治疗方法。

（2）适应证　凡属肺气失敛者，一般情况下均可用敛肺法作治疗，有下列情况者，更是适应证。

1）素体气虚阳虚者，病程已长，历时已久，治本无效者。

2）临床表现以久咳喘、久痢、自汗、盗汗为主者。

（3）常用药物及方剂

1）常用药　例如：白果、诃子、罂粟壳、浮小麦、麻黄根之属。

2）常用方　例如：定喘汤、诃子散、真人养脏汤、甘麦大枣汤之属。

（4）运用经验

1）敛肺治疗，仅属治标，因此必须在治本的基础上合并运用，并要中病则止，不能常用。

2）上述临床表现如系由于里热，里实所致者，绝对禁用敛肺治疗，即属于正虚，但当前邪实，例如咳喘而痰涎涌甚者，也不能用敛肺治疗。

3）敛肺药物在制剂上以汤剂为好。

9. 补肺

（1）定义　补即补益和补养，有补气养阴双重涵义。补肺即补益肺气及补养肺阴的共同称谓。补益肺气如前述温肺在性质上相似但较稳定。

（2）适应证　凡属肺气阴两虚患者，病程较长者，一般均可用补肺法作治疗。

（3）常用药物及方剂

1）常用药　例如：人参、黄芪、麦冬、五味子、阿胶、冬虫夏草、银耳之属。

2）常用方　例如：补肺阿胶汤、生脉散、麦门冬汤之属。

（4）运用经验

1）补肺药物可以常服。

2）补肺药物在运用中以配合适当健脾和胃药物同用为宜，以求刚柔相济，消补并行。

3）补肺药物在剂型上以汤剂、膏剂为宜；在服法上以间断使用为宜，如症状基本控制则可改服丸剂。

10. 祛痰

（1）定义　祛即消除，痰即在病因作用下所产生的一种液体病理产物，祛痰即消除此种物质的一种治疗方法。痰的产生可以由于肺寒，也可以由于肺热。由寒产生的痰，叫寒痰，由热产生的痰，叫热痰。过去习惯上把消除寒痰叫做祛痰，把消除热痰叫清痰，这里所指的祛痰范围略大，也包括清痰在内。

（2）适应证　凡属在临床上表现为痰涎涌甚的，一般情况下均可以用祛痰法作治疗。痰稠，色黄，气臭的，一般用清热痰的方法治疗；痰稀色白呈泡沫，臭味不大的，一般用祛寒痰的方法治疗。

（3）常用药物及方剂

1）常用药　例如：祛寒痰常用的药有：半夏、陈皮、胆南星、细辛、白芥子、皂角、桔梗之属。清热痰常用的药有：芦根、冬瓜子、竹茹、竹沥、瓜蒌、礞石、贝母之属。

2）常用方　例如：祛寒痰常用方有：二陈汤、导痰汤、三子养亲汤之属。清热痰常用方有：苇茎汤、清气化痰丸、礞石滚痰丸之属。

（4）运用经验

1）祛痰治疗，仅属治标，必须治疗生痰之源，因此必须在治本的基础上使用祛痰疗法。

2）祛痰药物，不宜长服，要注意中病则止。

3）有些情况患者咳嗽多痰并不明显而属于中医学中广义的痰饮疾病，例如肥胖体型，患者以眩晕为主，或精神错乱，癫痫，发作时痰涎涌甚，发作休止时，痰涎现象即消失者，亦可用祛痰法治疗。

4）祛痰药物在剂型上可以用汤剂、也可以用水丸，但不宜用蜜丸。如拟长服，则以丸剂为宜。

第六步 治病求本

(一) 肝胆病

1. 肝胆本经病

分别选用前述肝（胆）病治法，例如肝热用清肝法，肝旺用平肝法等。

2. 继发于其他疾病之后

(1) 脾病及肝

重点在治脾。例如：脾胃虚寒吐泻，继发痉挛拘急，用温脾法，吐泻止则痉挛拘急自然缓解。

(2) 肾病及肝

重点在治肾。例如：肾阴不足而致眩晕、失眠，用滋肾法，肾阴复则眩晕、失眠自然痊愈。

(3) 心病及肝

重点在治心。例如：由高热而致抽搐，用清心法，心热清抽搐自然缓解。

(4) 肺病及肝

重点在治肺。例如：由肺热咳嗽而致不寐。用清肺法，肺热清而睡眠自安。

(二) 脾（胃）病

1. 脾（胃）本经病

分别选用前述脾（胃）病治疗方法，例如：脾虚用健脾法；胃寒用温胃法等等。

2. 继发于其他器官疾病之后

（1）肝病及脾

重点在治肝。例如：肝旺乘脾而致腹胀、胃痛，用疏肝法，肝气得舒，胃脘胀痛自然缓解。

（2）肾病及脾

重点在治肾。例如：肾寒水肿或癃闭而致呕吐恶心，用温肾利水或降火通淋法，小便利则呕恶自消。

（3）心病及脾

重点治心。例如：心虚心跳继发呕恶，用补心法，心慌、心悸止则呕恶自亦好转。

（4）肺病及脾

重点在治肺。例如肺热剧烈咳嗽而继发呕吐恶心，用清肺法，咳嗽止则呕恶亦自然消失。

（三）肾（膀胱）**病**

1. 肾（膀胱）本经病

分别选用前述肾（膀胱）病治疗方法，例如：房劳伤肾、阳痿、遗精、用温肾壮阳法，或温肾固精法；肾水不足，相火妄动而致遗精、早泄、用滋肾、降火法等等。

2. 继发于其他器官疾病之后

（1）肝病及肾

重点在治肝，例如由于肝风内动，惊痫抽搐而致小便失禁，用平肝息风法，惊痫抽搐止，则小便失禁自然恢复正常。

（2）脾病及肾

重点在治脾。例如：由于脾虚而致小便不利，浮肿大腹，用温脾法、健脾法，脾气复则自然尿利肿消。

（3）心病及肾

重点在治心。例如：由于心气不足心悸气短而继发之浮肿尿少，用温心、补心法，心气复则小便自利。

（4）肺病及肾

重点治肺。例如：由于咳嗽而引起小便不利，咳嗽止则小便自然正常。

(四) 心（小肠）**病**

1. 心（小肠）本经病

分别选用上述心（小肠）病治疗方法，例如心热、神昏谵语，用清心开窍法；心虚、心悸、怔忡用补心镇心法等等。

2. 继发于其他器官疾病之后

（1）肝病及心

重点在治肝。例如由于肝旺而致失眠，继发心跳气短，首在平肝、养肝，肝气平则睡眠好，则心跳气短可自止。

（2）脾病及心

重点在治脾。例如：由于脾虚纳少而致之少血、出血、心悸、气短等血虚症征，首先补脾、健脾，脾气复，纳食增，运化调，则自然达到补血目的，心悸、短气等症征自然改善。

（3）肾病及心

重点在治肾。例如：由于肾寒小便不利而致水气凌心以致心跳气短，首在温肾利水，小便利则心跳气短自然消失。

(4) 肺病及心

重点在治肺。例如由于长期咳嗽而致心慌、心跳、咳血、咯血，则首在治肺，肺病已则心病自然亦相应缓解。

(五) 肺（大肠）病

1. 肺（大肠）本经病

重点治本经，分别选用上述肺（大肠）病治疗方法治疗。例如：肺热喘咳用清肺法，肺寒喘咳用温肺法，痰涎涌甚用祛痰法等等。

2. 继发于其他疾病之后

(1) 肝病及肺

重点治肝。例如：由于肝风惊痫抽搐而引起之痰涎涌甚，首先平肝息风，肝平风息，抽搐停止，则痰涎涌甚现象自然消失。

(2) 脾病及肺

重点在治脾。例如：脾虚运化不行、水湿停聚而致痰饮咳喘，首在温脾、补脾，脾气复，运化行则痰喘自然缓解。

(3) 肾病及肺

重点治肾。例如：由于肾气不足，水留膀胱，小便不利，水邪犯肺而致咳喘，首先温肾利水，小便利则喘咳自止。

(4) 心病及肺

重点在治心，例如由于心气不足而致之咳逆倚息不得卧，首在补心，心气复则咳喘自然消失。

以上所述，即治病求本，亦即重点治原发病，但治病求本不等于完全不治标，实际上要常常本标兼治。例如：肝病及脾，临床治疗上是疏肝助脾和疏肝和胃同用，但重点在疏肝，例如：逍遥散或四逆散的应用，脾病及肝，临床上常常是助脾补肝或和胃疏肝同用，但重点在助脾，例如香砂六君子汤或归芍六君子汤的应用均其例证。余此类推。

第七步　发于机先

《内经》谓："五脏受气于其所生，传之于其所胜，气舍于其所生，死于其所不胜。"（《素问·玉机真脏论》）又谓："气有余，则制己所胜而侮所不胜；其不及，则己所不胜侮而乘之，己所胜轻而侮之。"（《素问·五运行大论》）这些话的涵义，在人体来说，就是说人体各个脏器之间是密切相关的，一个脏器有病，必然要涉及其他脏器，同时也必然受其他脏器的影响。因此，对于各个脏器的疾病不能绝对孤立的对待，而必须要考虑其所影响的脏器以及本身又可能受到的影响，从而以全局观点来判断转归，决定治疗，这就是我们这里所讲的发于机先。

人体五脏既然密切相关，一个脏有病必然影响四脏，但根据中医学认识，最重要者又在各个脏器的所胜所不胜的两个关系上，因此在分析病机、判断归转，决定治疗时，又必须首先考虑这两重关系。兹分别再简要作如下罗列。

(一) 肝（胆）病

肝所胜者为脾，所不胜者为肺，因此凡属肝病，除考虑肝病以外，还必须同时考虑脾和肺的问题。

1. 肝气有余则传脾侮肺

首先应该指出，这里所谓的“有余”，绝对不是指正气有余，“正气”无所谓“有余”，更不存在什么“传”和“侮”的问题。这里所谓的气有余，是指的邪气亦即人体在病因作用下所出现的偏胜情况。肝气有余，即肝在致病因素作用下所出现的偏胜情况，也就是《内经》中所说的“邪气盛则实”（《素问·通评虚实论》）。即属邪气偏胜，那就必然要影响其他器官。人体脏腑之间，中医学强调“亢害”“承制”，因此在肝气有余时，肺脾两脏必然与肝互为影响，这就是肝气有余则传脾、侮肺以及肝本身必然受脾肺两脏影响的原因。肝气有余时如此，其余四脏有余时也是如此，可以类推，以下不再作解释。

传脾即在肝气有余时，其邪气首先传变至脾，从而使脾气失常，例如肝旺时常常继发脾运化失调表现，如脘胀呕恶等；侮肺，即在肝气有余时，其邪气影响到肺，从而使肺气失常，例如：肝旺时有时亦可出现肺治节失调表现，如胸闷气短、咳喘、汗出、便频等等。由于如此，因而对肝气有余患者，在其病机分析上，不仅在定位上要考虑肝的本身，也必须考虑到脾和肺。在治疗上也不仅治肝，同时还应考虑到助脾和益肺，以加强脾和肺的正常职能，使肝不能传侮，治疗于未病之先，以及因此加强肺脾对肝的制约。从而有利于肝木本身的治疗。例如：逍遥散之用茯苓、白术、生姜，补阳还五汤之重用黄芪即其范例。

2. 肝气不足

也应该指出，这里所谓的不足，并不是邪气不足，邪无所谓不足，邪愈是不足愈好，这里所谓的不足，是指正气不足，亦即人体在病因作用下所出现的精气不足情况，也就是《内经》中所说的“精气夺则虚”（《素问·通评虚实论》），既属正虚那就必然容易受到其他四脏的影响。由于前述人体脏腑之间亢害承制的关系，因此在肝气不足时，肺脾两脏也必然与之互为影响，这也就是肝气不足时肺乘脾侮的原因。肝气不足时如此，其余四脏不足时也是如此，可以类推，以下不再作解释。

肺乘，即在肝气不足时，肺肝之间的正常关系被破坏而出现的肺气偏盛的情况，例如肝虚时常常同时出现咳喘、盗汗、鼻衄、大便秘结等肺燥现象。脾侮，即在肝气不足时，肝脾之间关系被破坏而出现的脾气偏胜情况，例如肝虚时，也常常同时出现腹痛、腹泻等现象。由于如此，因而对肝气不足患者，在分析其病机时，不仅在定位上要考虑到肝的本身，也必须考虑到肺和脾，在治疗上也不仅只治肝，同时还应考虑清肺清脾和胃，以恢复脾肺的正常职能，使肺脾气安，治疗于未病之先，以及因此而减少对肝的不利影响，从而有利于肝本身的治疗。例如一贯煎之用沙参、麦冬，温胆汤之用枳实竹茹等，即其范例。

（二）脾（胃）病

脾所胜者为肾，所不胜者为肝，因此，凡属脾（胃）病，除考虑治脾以外，还必须同时考虑肾和肝的问题。

1. 脾气有余，则传肾侮肝

传肾，即在脾气有余时，其邪气首先传变至肾，从而使肾气失常，例如脾胃湿热呕吐常常继发尿少、尿黄，过食辛辣常常引起梦遗滑精；侮肝，即在脾气有余时其邪气亦可影响到肝，例如暴饮暴食时伤胃，常常继发胁肋满痛，严重吐泻时，可以引起痉挛拘急，胃不和则寐不安。由于如此，因而对脾气有余患者，在其病机分析上，不仅在定位上要考虑肾、肝，在治疗上也不仅只治脾胃，同时还要考虑到治肝和肾，以加强肝肾之正常职能及对脾胃之制约，从而有利于脾胃本身的治疗。例如胃苓汤中平胃散与五苓散同用，越鞠保和丸之用川芎、香附，均其范例。

2. 脾气不足，则肝乘肾侮

肝乘即脾气不足时，肝脾之间的正常关系被破坏而出现肝气偏胜情况，例如脾气虚时常常合并胸胁满痛或失眠；肾侮即脾气不足时，肾脾之间关系破坏而出现肾气偏胜情况，例如脾虚时常常出现浮肿、小便不利等症状。由于如此，因而对脾气不足患者，在其病机分析上，不仅在定位上要考虑脾，而且也必须同时考虑肝肾；在治疗上也不仅只治脾，而且也必须同时治肝肾，如疏肝、利湿等，以加强肝肾之正常作用，治疗于未病之先，以及因此而减少其对脾的不利影响，从而有利于脾本身的治疗和恢复，例如香砂六君子汤之用香砂、茯苓等，均其范例。

(三) 肾（膀胱）**病**

肾所胜者为心，所不胜者为脾，肾有病必须同时考虑心脾。

1. 肾气有余，则传心侮脾

传心，即在肾气有余时，其邪气传变至心，从而使心气失常，例如肾病小便不利、浮肿，常常因水气凌心而出现心悸、心慌，甚至继发神识昏迷；侮脾，则因肾气有余时，其邪气亦可影响到脾，例如小便不利时出现消渴、呕恶。

由于如此，因而对肾气有余患者，在分析病机时，不仅要考虑肾，而且也必须首先考虑心脾；在治疗上不仅只治肾，而且也要治脾，以加强心脾之正常作用，从而更有利于肾本身的治疗。例如八正散之用栀子、木通，五苓散之用白术即其范例。

2. 肾气不足，则脾乘心侮

脾乘，即肾气不足时，脾肾之间的正常关系被破坏而出现脾气偏胜情况，例如肾虚消渴而出现之消谷善饥；心侮，即肾气不足时，心肾之间的正常关系被破坏而出现心气偏胜的情况，例如肾虚遗精，常常合并心悸怔忡。由于如此，因而对肾气不足患者，在其病机分析上，不仅在定位上考虑到肾，而且也必须同时考虑心脾，在治疗上也不仅只治肾，而且也必须同时治心脾，例如六味地黄汤之用山药，麦味地黄汤之用麦冬、五味子，桂附地黄汤之用桂附等，均其范例。

(四) 心（小肠）**病**

心所胜者为肺，所不胜者为肾，心有病必须同时考虑肺肾。

1. 心气有余，则传肺侮肾

传肺，即在心气有余时，其邪气首先传变至肺，从而使肺气失常，例如心悸、心慌、脉结代者，常常合并咳喘；侮肾，即在心气有余时，其邪气影响肾，从而使肾气失常，例如心悸、心慌、脉结代者，常常合并小便不利，浮肿。由于如此，因而对心气有余患者，在病机分析上要同时考虑肺肾。例如酸枣仁汤之用知母、茯苓，即其范例。

2. 心气不足，则肾乘肺侮

肾乘，即心气不足时，心肾之间的正常关系破坏而出现肾气失常情况，例如心虚心悸怔忡患者，可合并小便少；肺侮，即心气不足时，心肺之间的正常关系被破坏而出现肺气失常情况，例如心虚心悸怔忡者，可合并咳喘，甚至咯血。由于如此，因而对心气不足者，在病机分析和治疗上，都不仅只考虑心，而且也必须同时考虑肺肾，例如补心丹之用茯苓，归脾汤之用黄芪、人参，均其范例。

(五) 肺(大肠)病

肺所胜者为肝，所不胜者为心，肺有病必须同时考虑到肝心。

1. 肺气有余，则传肝侮心

传肝，即在肺气有余时，其邪气首先传变至肝，从而使肝气失常，例如肺热咳喘患者，一般均合并失眠或胸胁满痛，严重者可以出现抽搐；侮心，即在肺气有余时，其邪气传变至心，从而使心气失常，例如肺热咳喘者，一般均有心悸，或合并咳血，严重者可以出现邪入心包，神昏谵语，因而在病机分析治疗上，除肺本脏以外，必须同时考虑肝心。例如清燥救肺汤之用阿胶，竹叶石膏汤之用竹叶、麦冬，均其范例。

2. 肺气不足则心乘肝侮

心乘，即肺气不足时，心肺之间的正常关系被破坏，从而出现心气之失常情况，例如肺虚自汗患者，常常同时有心悸、气短；肝侮，即肺气不足时，肺肝之间正常关系被破坏而出现肝气失常情况，例如肺虚咯血患者，常常同时失眠、易惊、不能自制等症状。因此对肺气不足患者在病机分析上和治疗上，除肺本脏以外，还必须同时考虑心肝，例如补中益气汤之用柴胡、当归，补肺阿胶汤之用阿胶，均其范例。

以上所述只是一些举例，其间有余不及关系，从表面上看，似乎都是脏与脏之间的互相影响，区别不大，但深入分析，则仍有实质上的区别，例如，气有余者其所传、所侮之脏腑病变，均多属虚证；而气不及者，其来乘、来侮之脏腑病变，则多属实证或虚中挟实，虽然其临床表现可以完全相同，但在治疗上，选方用药上可以完全不同。这是指被乘、被侮或来乘、来侮之脏腑已有临床表现者而言，至于尚未出现症状而纯系预防传侮或作为配合本脏治疗时，则被传、被侮之脏腑，一般则以增强其正常作用为主，来乘、来侮之脏腑，一般则以清平或安养，使不致偏胜成邪为主。应该说明者，即在清平之时，要注意到清而不伤，平而不害，最好是在养的基础上进行，绝对不能因补此而伤彼。至于其乘侮关系、亦不必机械地对待，总的精神不过以此说明人体五脏相关，不能孤立地看一个脏器，要根据其相互之间的影响来综合考虑，杜渐防微，这样才能较妥善地处理疾病而已。这也就是中医学中“五脏一体观”在临床辨证论治中的具体运用。

第六讲

辨证论治七步临床运用经验举例

笔者业医30余年，早年对于中医辨证论治亦有迷乱多歧之惑，近10余年来，笔者以上述“辨证论治七步”用之于临床实践，深感此“辨证论治七步”是可行的，理法方药是一致的，用之临床是可以提高疗效的，不论外感内伤均可以此七步进行辨证论治，兹举最近治例10则作为举例说明。

例1：方某　男性　59岁　干部　初诊时间：1976年3月11日

患者1973年以腹泻、疲劳为诱因逐渐出现右眼睑下垂，复视，当时经某医院神经科诊断为重症肌无力眼肌型，经用吡啶斯的明180mg/日及中药杞菊地黄丸等治疗，半年后缓解。1975年10月感冒发热后又出现左眼睑下垂，复视，咀嚼、吞咽困难，必须用吡啶斯的明始能暂时缓解，并曾两次出现呼吸困难，请某医院会诊，均诊断为重症肌无力延髓型，以吡啶斯的明治疗，但服药后不能完全控制症状，且必须逐渐增加药量，始能维持一般的生活。1976 年 1 月 5 日以后吡啶斯的明增加至 360mg/日，但仍眼睑经常下垂，进餐需多次休息，喝水作呛，两臂不能上举，不能自己穿着衣服，症状上午较轻，下午增重，完全休息时轻，活动稍多后加重，服吡啶斯的明稍缓。因症状加重，医院认为无法再作进一步治疗，经介绍 1976 年 3 月 11 日来我处就诊。就诊时症状大致如前，当时检查：偏胖体型，白发秃顶衰老外貌，面微赤，眼睑下垂，眼裂变小，头低倾，不能正常直立，两手不能上举，舌嫩、齿痕，舌稍红苔薄白中心稍黄腻，脉沉细无力。按照辨证论治七步分析：患者症状表现部位主要在眼睑、四肢、咀嚼吞咽，结合西医重症肌无力诊断，根据眼睑属脾，脾主四肢，脾主肌肉，脾主吞咽的理论，因此第一步定位在脾。患者症状表现上午较轻，午后较重，休息时轻，活动后重，以无力为特点，其体征上，患者呈衰老外观，脉沉细无力，舌嫩齿痕，根据中医理论这些表现均属气虚，因此第二步定性为气虚。患者定位在脾，定性为气虚，两者合参，因此第三步即可明确定为脾气虚衰。分析患者发病经过最早系以疲劳、腹泻为诱因出现症状，而且一开始即以脾气虚症状为主，脾气虚症征系属原发，过程中虽曾两次出现呼吸困难，当前舌中心亦稍腻，面色微赤，但均可以五脏相关，脾病及肺及气虚可以生湿，湿郁可以化热来作解释，其原发在脾气虚衰十分明显，因此第四步可以肯定其重点主要在于脾气不足。既能肯定其重点系属脾气不足，因此第五步即可以补益脾气为主。第六步治疗求本自亦以补益脾气为主。由于病重点在脾，考虑脾的同时，从理论上还必须同时考虑肾和肝，因此第七步在考虑补益脾气时，还必须同时配合疏肝和滋肾的治疗。基于上述分析，因此以补中益气汤为主方合生脉散加熟地、仙灵脾为治。处方是：黄芪45g，苍白术各12g，陈皮9g，党参15g，柴胡12g，升麻6g，甘草6g，生姜3g，大枣12g，熟地30g，仙灵脾15g，麦冬12g，五味子9g，每天服1剂，服药3剂后即开始小量逐渐撤减吡啶斯的明剂量。服药12剂后，患者自觉症状即觉明显好转，吡啶斯的明逐渐减量亦无不适感觉，眼睑下垂基本恢复，进食不需休息，肢体活动亦有显著改善，以后基本上以上方为主继续治疗，并嘱进一步撤减吡啶斯的明。治疗半年后，吡啶斯的明由360mg/日而240mg/日，而120mg/日，而60mg/日，直至完全撤去。患者自觉症状完全消失。以后再根据中医学阴阳互根理论改予补中益气汤合益胃汤制为丸剂调理。1979年4月14日复查，眼裂正常大小，吞咽咀嚼正常，肢体活动正常，肩胛、颈项活动正常，饮食、大小便正常，每日练太极拳两次，能坚持半日工作。除间断服上述丸剂外，未服任何其他中西药物，基本治愈。

例2：尹某　男　41岁　北京人　邮局营业员

初诊时间：1972年8月

患者自 1964 年以后经常肝区疼痛，同时伴有低烧，体温一般在 37.5℃～38.0℃之间，肝功能正常，未确诊。1968 年曾在某医院做肝穿，据谓可能患过肝炎，亦未明确诊断。1972 年 5 月“感冒”发热，肝区疼痛突然加重，疼痛十分剧烈，呈针刺样痛，难以忍耐，在某医院透视右膈内侧运动减弱，以后去某医院作同位素肝扫描，诊为肝占位性病变，以后又去某医院肝扫描，亦诊为肝占位性病变，当时查体肝肋下 3cm，中等硬度，明显压痛，血检转酞酶 52u%，乳酸脱氢酶 560u%，甲胎蛋白测定阳性，诊断肝癌，以后一直住某医院及某疗养院治疗，虽经多方处理，但发热、肝区剧痛始终未见改善，全身情况亦逐日恶化。1972 年 8 月某医院某大夫因曾在学中医时听我介绍过用加味黄精汤治肝癌有效的经验，遂用此方予患者作治疗。患者服此方 10 剂后，情况有较明显改善，肝区疼痛明显减轻，食欲食量亦有所改善，因此遂来我处就诊。就诊时患者仍有肝区疼痛，胃脘胀满，低热，大便偏溏，纳差，日食半斤左右，查体：形消瘦，面色青暗，神乏气短，脉沉细弦数，舌青赤有瘀斑，苔薄白，肝在肋下 5cm，表面不甚平滑，中等硬度，明显压痛。同意肝癌诊断。中医辨证方面，按照辨证论治七步分析，患者症状表现部位主要为右肋下疼痛，胃脘胀满，按照中医理论肋下属肝，胃脘属脾，因此第一步定位在肝脾。患者长期低热不退，同时纳差便溏，查体形消瘦，面青暗，舌青赤有瘀斑，脉细弦数，右肋下肿块且有压痛，按照中医理论这些表现属于气血两虚，同时合并有气滞血瘀，因此第二步定性为气阴两虚合并气滞血瘀。一二步合参，第三步即可明确定为肝脾气血两虚合并气滞血瘀。分析患者发病全过程，最早系以肝区疼痛、纳减、便溏等症状，因此在定位上原发在肝，在定性上原发为阴虚血瘀十分明显，脾虚气虚症状系在肝虚气滞血瘀基础上继发，第四步即可定为病在肝波及脾，气阴两虚，气滞血瘀。第五步即可以考虑应予养肝助脾疏肝，气阴两补同进。第六步根据治病求本原则，肝脾同治的同时，重点治肝，气阴两补的同时，重点养阴，由于理论上肝肾密切相关，因此应把滋肾养肝放在首要地位，疏肝助脾则放在辅助地位。第七步，治肝的同时，应同时治肺和脾，现在已经肝脾同治，尚应加入益肺的治疗，因此其总的治法应是滋肾养肝，助脾和胃，佐以疏肝益肺，气阴两补。基于上述分析，因此以参芪丹鸡黄精汤加消胀散为主方。处方是：党参 15g，黄芪 30g，丹参 30g，鸡血藤 30g，黄精 30g，当归 12g，细生地 30g，夜交藤 30g，苍白术各 12g，青陈皮各 9g，甘草 6g，柴胡 12g，广郁金 12g，薄荷 3g，砂仁 6g，莱菔子 12g，每天服 1 剂。服药两周后，患者自觉症状即逐日明显减轻，在某疗养院住院半年左右，除其中 1 周左右时间，因患重感冒，体温上升至 40℃以上，疗养院按一般治疗无效，请急会诊，予加减柴葛解肌汤，一药热退，曾暂停服本方外，其余时间基本上均系以上方加减进行治疗。1973 年初患者出院，出院前精神、饮食、睡眠、大小便基本正常，肝区疼痛基本消失。检查：甲胎蛋白测定阴性，转酞酶正常，乳酸脱氢酶正常。曾建议患者再作肝扫描，因患者不同意而未做。出院后休息约 1 年左右，遂上班恢复工作。1976 年 7 月患者又出现肝区疼痛，食欲减退，又来我处门诊，仍予前方加减治疗，服药后自觉症状又迅速好转。1979 年 1 月因工作中抬重件用力，扭腰出现腰痛来门诊，仔细询问病人，患者除扭腰后，腰部有疼痛外，其余无任何自觉不适，1 年多来体重增加，精神充沛，全日劳动。患者从 1972 年被诊断肝癌，迄今已 5 年以上，基本治愈。

例 3：谭某　男　9 岁　北京人　初诊时间：1977 年 1 月 8 日

患儿于 1 岁 9 月时，突然发热、浮肿，当时诊为急性肾炎。以后曾在我院、某医院住院，诊为慢性肾炎。曾用中西药物治疗，疗效不显。近 3 年来家长失去信心，未予治疗。1976 年 12 月底，患儿发烧，咳嗽，以后出现嗜睡，鼻衄，恶心，呕吐，尿少，于 1977 年 1 月急诊入院。入院时体检：明显消瘦，皮肤干燥，鼻翼煽动，呼吸困难，心律不齐，实验室检查：二氧化碳结合力 12.2 容积％，尿素氮 216mg％，血红蛋白 5.8 克，诊断慢性肾炎、尿毒症、酸中毒及脱水。予抗生素，同时予中药真武汤、生脉散加味方（附片 6g，炒白芍 12g，炒白术 9g，茯苓 9g，干姜 6g，党参

12g，麦冬 9g，五味子 9g，泽泻 9g，车前子 9g，竹茹 9g，甘草 6g）处理后症状稍有稳定，二氧化碳结合力上升至 56 容积%，但全身症状无大改善，仍处于嗜睡衰竭状态，同时有鼻衄，呕吐咖啡样物。1 月 6 日血红蛋白下降至 4.5g，当时曾予输血。1 月 7 日患儿情况转重，不能饮食，恶心呕吐频频发作，服药亦十分困难，大便 1 日数次，呈柏油样便，且有呕血，呼吸慢而不整，14～18 次/分，心率减慢至 60～66 次/分，当予可拉明、洛贝林、生脉散注射液等交替注射，并向家属交待病情，危在旦夕，通知病危。1 月 8 日患儿情况继续呈嗜睡衰竭状态，面色晦暗，呼吸减慢，心率减慢至 60 次/分，大便仍为柏油便，看来情况越来越重，因急请我会诊。会诊时患儿呈嗜睡朦胧状态，时有恶心呕吐，呼吸深长而慢，脉沉细微弱无力而迟，舌嫩润齿痕尖微赤，苔薄白干中心微黄，同意儿科诊断。中医辨证方面按辨证论治七步分析：患儿症状主要呈恶心呕吐，进食困难，嗜睡半朦胧状态，呕血便血，按照中医理论这些症状应属于脾胃败绝之象，因此，第一步定位在脾胃。患儿呈嗜睡状，脉沉细乏力而迟，舌嫩齿痕尖微赤中心薄黄，按照中医理论这些表现属于气阴两虚，结合患儿当前全身情况看应属气阴两竭，因此第二步定性为气阴两竭。定位与定性合参，第三步即可定为脾胃气阴两竭。但分析患儿发病全过程，患儿肾病已久，一直未愈，当前主要症状，系继发于原有肾病基础之上，根据必先五胜原则，原发病应在肾，因此第四步应定为病在肾，波及脾，兼及心肺，证属气阴两竭。第五步在治疗上补肾、补脾、补心、补肺均应考虑。但由于其原发病在肾，根据治病求本原则，因此第六步则应重点在补肾。在配伍上补肾应同时治其所胜及所不胜，因此第七步则应在补肾的同时兼治其心脾。基于上述分析，因此以参芪地黄汤加竹茹为治，处方是：人参 6g 另煎兑入，党参 15g，黄芪 15g，细生地 24g，苍白术各 6g，五味子 6g，牡丹皮 6g，茯苓 15g，泽泻 6g，淡竹茹 9g。服上方 1 剂，患儿症状即有好转，心率转为 84 次/每分。以后继续服上方 3 剂，患儿恶心呕吐基本控制，已有食欲，能进少量饮食。1 月 12 日患儿出现发热，大便溏泻，且有完谷不化现象，又请会诊，考虑此属饮食不节所致，前方加葛根 9g，川连 1.5g，干姜 1.5g。病房同时给黄连素、青霉素、氯霉素、制霉菌素。1 月 17 日又给会诊，情况稳定，食纳增加，但大便仍为 3～4 次/日，体温仍在 38.0℃。由于患儿情况逐日好转，病房改病危为病重。1 月 24 日请会诊，考虑患儿气虚现象已经基本控制，当前应以补肾阴为主，由于肾虚患者同时考虑胃乘心侮的问题，因此改用麦味地黄汤合竹叶石膏汤同进，并建议病房停用所有抗生素。服药 5 剂后，体温逐渐下降至 37.2～37.3℃。2 月 3 日再请会诊，为了加强补肾养肝作用，除仍用麦味地黄汤合竹叶石膏汤外，再加用三甲复脉汤，服药后二天，体温即完全下降至正常范围。2 月 9 日再请会诊，由于体温已经正常，患儿近几天饮食稍差，因去三甲复脉汤，改用麦味地黄汤合竹叶石膏汤，加味枳术丸。以后继续服本方多剂，患儿情况良好，精神饮食、睡眠、大小便基本正常，无明显自觉症状，玩乐如常。病房用中药治疗过程中除因患儿二氧化碳结合力总在低界，常用碳酸氢钠以纠正其酸中毒外，其余未作其他特殊处理。由于患儿自觉症状已经消失，因此于3月16日要求出院，出院时实验室检查未恢复正常，二氧化碳结合力33～36容积%，尿素氮56.5mg%，尿蛋白（卌），血红蛋白5.8g。出院后3月31日来我处门诊，仍用参芪麦味地黄汤加竹茹、益母草、白茅根，嘱每日1剂，不用任何其他中西药物。4月21日门诊复诊，血红蛋白上升至9.5g，二氧化碳结合力29.12容积%，尿素氮66mg%，仍予前方不变，6月22日再来门诊复查，尿素氮下降为22.8mg%。二氧化碳结合力上升至47.04容积%，血红蛋白上升为10g，尿蛋白为（卄）。由于患儿无任何症状，玩乐如常，因此以上方改制为蜜丸常服，1978年4月4日再来门诊复查，血红蛋白13g，尿素氮25.8mg%，二氧化碳结合力44.8容积%，尿蛋白痕迹，1979年9月患儿母亲来告，患儿最近又复查一次，一切完全正常，已经入小学上学，尿蛋白亦转为阴性，基本治愈。

例4：刘某　女性　52岁　初诊时间：1977年4月9日

患者1976年12月开始阴道出现不规则出血，

1977年3月7日，某医院诊断为子宫体腺癌，于4月8日手术。手术中出血甚多，曾输血3000ml，手术后小便点滴俱无，出现恶心呕吐，曾用西药强利尿剂速尿及甘露醇等，28小时后仍小便点滴俱无，检查血二氧化碳结合力为33～36体积%，非蛋白氮102mg%，诊断为急性肾功能衰竭、酸中毒，于3月9日下午请急会诊。会诊时患者急性病容，恶心呕吐，小便点滴俱无，脉沉细无力而数，舌胖嫩，色稍青紫，苔薄白而润稍黏，汗多。按照辨证论治七步分析：患者主要症状为小便点滴俱无，恶心呕吐，根据中医理论，脾胃主运化，司受纳，肾主水，患者恶心呕吐症状应定位在脾胃，其小便不通则应定位在肾膀胱。因此第一步患者病位应定位在脾肾。患者为52岁女性，肾气虚衰之龄，术前有阴道不规则出血，手术中有大量失血史，当前体征上脉沉细无力而数，舌胖嫩，舌稍青紫苔薄白而黏不干，且汗出淋漓，根据中医理论，这些表现不但有气血两虚而且有血瘀之象，因此第二步定性为气血两虚合并血瘀。上述情况两者合参，因此第三步即可明确定为病在脾肾，证属气血两虚合并血瘀。分析患者发病过程，术前有不规则子宫出血，手术中有大失血经过，术后先有小便点滴俱无，恶心呕吐系继发于小便不通之后，整个过程均明显提示原发病在肾，继发病在脾，血虚在先，气虚在后，因此第四步可以肯定其重点主要在于肾阴虚竭。其总的辨证则应为脾肾虚衰，肾病及脾，证属气阴两虚合并血瘀。既已肯定其为肾病及脾，气阴两虚合并血瘀，因此第五步在治疗上补肾阴，益肾气，和胃降逆，活血化瘀均应考虑。但由于其为肾病及脾，原发在肾，因此第六步自亦应以补肾为主，和胃降逆，活血化瘀为辅，把重点放在补肾气，滋肾阴上，止吐，利尿，活血化瘀属次要。由于其重点在肾，考虑肾的同时，从理论上还必须同时考虑脾和心，因此在第七步补肾的同时，还应同时助脾和胃及养心的治疗。基于上述分析，因此以参芪地黄汤合生脉散为主方作治疗。处方是：东北人参 15g 另煎兑入，党参 24g，黄芪 30g，麦冬 12g，五味子 9g，细生地 30g，苍白术各 12g，白芍 15g，牡丹皮 12g，茯苓 30g，泽泻 12g，淡竹茹 12g，川怀牛膝各 15g，川芎 9g，红花 9g。上方嘱煎 3 剂，每剂煎 250ml，共煎 750ml，每 1～2 小时服 50ml，连续服，并嘱另用艾叶 120g，食盐 120g 混合炒热后温熨肾区，3 小时后开始服药，药后 2 个半小时即开始排尿，以后尿量逐渐增多，次日全日尿量为 1500ml。4 月 11 日再请会诊，患者精神转佳，小便正常，呕吐恶心消失，仍予前方去川怀牛膝，每日 1 剂。4 月 14 日血检非蛋白氮下降至 30mg％，二氧化碳结合力上升至 57 体积％。4 月 24 日再查，非蛋白氮仍为 30mg％，二氧化碳结合力为 49.5 体积％，患者肾功能不全得到控制。

例 5：周水仙　女　32 岁　初诊时间：1977 年 5 月 12 日

患者一个月来，彻夜失眠，每日如此，曾在附近医院服用过多种安眠药物及中药朱砂、酸枣仁面数剂，毫无效果，于 5 月 12 日来诊。就诊时情况：彻夜失眠，头晕目眩，心跳心慌，食欲减退，大小便尚调，发病以后常有悲伤欲哭感，月经既往尚调，此次已过期 20 余日未至。当时检查所见：欲哭外貌，双眼含泪，脉沉细无力，舌淡润苔薄白，诊断为神经官能症。中医辨证方面按照辨证论治七步分析：患者主要症状为失眠不能入睡及月经愆期。根据中医理论，肝藏魂，月经失期系属肝郁之象，因此患者第一步应定位在肝。患者为中年女性，正当壮年，既往无虚衰病史，此次又系突然发病，发病后服平肝、镇肝之类药物无效，结合月经愆期，既往又无月经不调情况，根据中医理论，这些表现应属于气滞血瘀，因此第二步定位即可定为气滞血瘀。两者合参，第三步即明确为肝郁气滞血瘀。患者发病后有喜悲欲哭感，就诊时亦有欲哭外貌，脉见沉细无力，舌淡苔白，按中医理论肺在志为悲，在声为哭，提示除肝病之外且有肺病，但从整个过程看，患者病前无肺病症征，喜悲欲哭系发生于失眠之后，因此第四步则可明确本病系属肝病及肺。由于当前肝肺两病，因此第五步则亦应同时考虑肝肺同治的问题。但又由于系属肝病及肺，原发在肝，继发在肺，肝郁为本，肺虚为标，因此第六步则应以疏肝解郁为主，补益肺气为辅。由于原病发在肝，重点在治肝，但治肝须同时考虑肺脾，而今肝病已经及肺，更应首先考虑。因此第七步不论从肝肺同治的角度上看或从发于机先的角度上看，都必须在疏肝解郁的同时合用补肺助脾的治疗。基于上述认识，同时又考虑患者系属壮年女性，正值孕龄，虽无妊娠症征，但亦不能完全除外早孕，疏肝活血药亦应慎用，因此选逍遥散为主方，合以补中益气汤及生脉散，以求肝肺同治，且取补脾制肝之意，处方是：当归 12g，白芍 12g，柴胡 12g，茯苓 30g，苍白术各 12g，甘草 6g，生姜 6g，薄荷 3g，黄芪 30g，陈皮 9g，党参 15g，升麻 9g，麦冬 12g，五味子 12g，夜交藤 30g，嘱每天服 1 剂，1 周后复诊，服药时停服一切其他中西药。5 月 17 日患者复诊，自述服第 1 剂药后当晚即入睡 6 小时，以后每日均能入睡 6 小时左右，喜悲欲哭现象完全消失。纳亦较前转佳，精神亦较前转好，只睡眠仍不甚实，多梦，眼因月余失眠，活动时有干涩感，改予归芍麦味地黄汤合补中益气汤调理巩固，严重失眠基本治愈。

例 6：于某　女性　63 岁　干部　初诊时间：1974 年 3 月 10 日

患者 1967 年开始低热，肝区疼痛，疲乏无力，腹胀，恶心，纳减，外院检查肝大，肝功损害，白细胞、血小板计数明显降低，诊断慢性肝炎，予保肝治疗无明显效果。1973 年曾先后去某医院检查，超声波及同位素检查均提示肝右下占位性病变，某医院诊断不除外原发性肝癌，另一医院诊断多囊肝但另有实体可疑，又一医院诊断肝癌合并多囊肝。均认为预后不良，告患者单位及家属谓患者生命已行将不久，无法医治，嘱回家服中药调养。患者于 1974 年 3 月来我处治疗。来诊时患者肝区刺痛难忍，牙龈出血，头痛头晕，耳鸣眼花，口干便结，纳减、腹胀、疲乏无力，检查患者消瘦明显，面色苍白无华，神乏气短，肝大在肋下 8cm，质硬，表面不平，明显压痛，脉沉细数无力，舌稍红、苔稍黄，白细胞 2000/mm^3，血小板 4 万/mm^3。当时按照辨证论治七步分析：患者主要症状为肝区疼痛刺痛，肋下肿物，牙龈出血，根据中医理论，两肋下属肝的部位，出血多与肝不藏血有关，因此患者第一步应定位在肝。患者右肋下有坚硬肿物，同时有口干便结，脉细数，舌稍红、苔稍黄等症征，根据中医理论，这些表现都是阴虚同时合并血瘀之象，因此第二步应定性为阴虚血瘀。上述情况，两者合参，因此第三步即可明确定为病在肝、证属阴虚血瘀。分析患者全部症征，患者尚有腹胀、纳减、脉虽细数但无力等，似同时存在脾胃气虚现象，但此均可与五脏相关，肝病及脾及气生于精，阴虚结果必然继发气虚来作解释，因此第四步仍然可以肯定其为肝病阴虚血瘀。第五步、六步自亦应予养肝、疏肝为主，因此予加味一贯煎〔沙参 15g，天麦门冬各 12g，当归 12g，细生地 30g，枸杞子（以夜交藤 30g 代），金铃子 12g，丹参 30g，鸡血藤 30g，柴胡 12g，姜黄 12g，郁金 12g，薄荷 3g〕作治疗。服药 1 周，患者情况无改善，各症大致如前。根据《内经》“其不及，则己所不胜侮而乘之，己所胜轻而侮之”的精神，因考虑患者既诊肝阴不足，则易肺乘、脾侮，因而治疗上有必要再考虑第七步，在治肝的同时合并清肺，清胃治疗，因再在原方基础上合用竹叶石膏汤，即前方再加上竹叶12g，生石膏30g，法夏9g。服药2周后、症状明显好转，肝区疼痛基本消失，牙龈出血消失，食欲增进，腹胀消失，头痛头晕基本消失，大便转调。以后基本用上方不变，间断服药至今已3年余，最近在某医院复查，超声波、肝扫描肝肿物无发展，肝功能正常，白细胞正常，血小板正常，患者食欲、睡眠、大小便基本正常，精神尚好，疗效巩固，仍在继续间断服药中。

例7：洪某　女性　32岁　某疗养院医师　初诊时间：1974年6月10日

患者1个月来视力障碍，视物模糊不清，曾在我院及其他医院眼科检查诊断点状角膜溃疡，予中西药物治疗月余均无效果，且视物模糊逐步加重，因来我处诊治。当时按辨证论治七步法分析，定位在肝肾，定性为阴虚内热，当予杞菊地黄汤加味（枸杞子12g，菊花12g，细生地30g，怀山药12g，牡丹皮9g，茯苓30g，泽泻12g，谷精草30g，石决明30g）服药1周无效。复诊时我们分析了这个病例，认为这个病例定位在肝肾，定性阴虚，属于肾虚肝旺之证，在辨证上不错，其所以不能收到预期效果的原因是在治疗上有局限性，没有认真做好辨证论治七步中的第七步，即在治肝肾的同时没有注意发挥肺脾在肝肾治疗中的协同作用问题，因此在复诊处方中一方面继续用滋肾养肝平肝法治疗肝肾，另外同时合用了补中益气的方法治疗肺脾，采取补肺助脾以制肝木的综合治疗方针，予减味杞菊地黄汤合补中益气汤（枸杞子 12g，杭菊花 12g，细生地 30g，谷精草 30g，石决明 30g，黄芪 30g，苍白术各 12g，陈皮 9g，党参 15g，柴胡 12g，升麻 9g，甘草 6g，当归 12g）治疗。患者服药 1 周后，视力明显好转，复诊时再予前方，再服药 1 周，视力即完全恢复，去眼科复查角膜点状溃疡消失，至今 3 年未反复，疗效巩固，临床治愈。

例 8：许某　男性　58 岁　干部　初诊时间：1977 年 10 月 13 日

患者 3 天来发热，恶寒，胁下胀满，咳嗽吐黄痰，自服感冒冲剂无效，体温反上升至 39.5℃，于 1977 年 10 月 11 日下午 4 时急诊入院。入院时检查体温 39.5℃，白细胞 $7900/mm^3$，中性白细胞 72%，胸透（一），肝肋下 2cm，肝功检查无异常，诊为上感。病房大夫予宣肺解表、宽胸下气剂桂枝加杏仁汤合枳实瓜蒌薤白汤，并肌注复方氨基比林，静脉补液，症状未见明显改善。10 月 13 日上午查房，患者体温仍为 38.5℃，发热、恶寒、无汗、胸胁胀满，全身酸痛，腹泻日三四次，泻出物为水样便，咳嗽、多痰。查体：心肺（一），腹平软，肝肋下 2cm，脉弦数，舌润、苔薄白，同意上感诊断。按辨证论治七步分析，患者症状表现主要为发热，恶寒，咳嗽，多痰，胸胁胀满，查体肝大，脉浮弦。咳嗽多痰应定位在肺，胁满、肝大，脉弦应定位在肝，因此第一步应定位在肺肝。患者发热、恶寒、无汗、脉浮，舌润苔薄白应属表寒证，其胸胁胀满，咳嗽吐黄痰，腹泻稀水便，脉数，应属里热证，因此第二步应定性为表寒里热或半表半里。第三步两者合参，即应为病在肺肝，证属表寒里热、半表半里。分析患者整个病程，患者系以发热、恶寒、身痛、无汗、胸胁胀满、咳嗽等症状开始，其腹泻清水便系继发于上述症状之后，此可以肺移热于大肠及肝盛乘脾犯胃来解释，且上述症状当前仍然存在，因此第四步，定位上仍应重点在肺肝，定性上应侧重在表证。第五步、第六步则应以宣肺、疏肝、解表、清里为主要治疗方法。由于患者病情急，病程短，影响他脏或他脏影响均不明显，因此第七步可以不必考虑。基于上述分析，因此以自制加减柴葛解肌汤为主方治疗，处方是：柴胡 12g，黄芩 12g，法半夏 12g，生姜 6g，甘草 6g，天花粉 24g，桂枝 12g，葛根 24g，生石膏 30g，知母 9g。患者服药 1 剂，体温即下降至正常，次日复诊改予养阴清肺剂，予自制加味竹叶石膏汤，处方是：天麦冬各 12g，法半夏 12g，沙参 24g，甘草 6g，淡竹叶 12g，生石膏 30g，紫菀 9g，百部 9g，枇杷叶 9g，川贝粉 6g（分二次冲服），知母 9g，桔梗 9g。服药 3 剂后，咳嗽、吐黄痰、胸胁胀满、腹泻等症状完全消失，出院。

例 9：朱某　男性　22 岁　工人　初诊时间：1976 年 9 月 18 日

患者于 1976 年 6 月因高烧、咳喘，在某医院诊为肺炎住院治疗，住院期间曾用青链霉素，咳必清等半个月，体温转正常，但咳喘始终未愈，遂出院，出院后仍时有咳嗽、痰多、气喘，1976 年 9 月 18 日因受风，又发高烧，体温 39.0℃，且伴有恶寒、咳喘增剧、胸痛、本厂卫生室予 A.P.C 及四环素口服无效，因此急诊入院。入院时情况：高热、寒战、多汗、两腕两肩肌肉酸痛、咳嗽、气喘、吐黏稠痰，有时呈铁锈样痰，不易喀出，左胸痛，口干，不欲饮水、大便两天 1 次，小便少而黄。入院时检查白细胞总数 $29600/mm^3$，中性 85%，胸透左肺自第四前肋间以下普遍密度增高，均匀，未见透亮区。查体左下肺可听到湿啰音，呼吸音减弱，脉细数，舌红苔薄白微黄腻，诊断左下肺炎。中医方面按辨证论治七步分析，患者以咳嗽、咳痰、气喘、胸疼痛为主诉，因此第一步应定位在肺，患者入院前 3 个月中以高热咳喘在外院住院治疗，出院时热虽退而咳喘始终未好，此次又以高热，咳喘入院，因此首先应考虑阴虚内热。但患者高热多汗同时，尚有恶寒、多痰，肌肉酸痛，口干不欲饮水，舌虽红而苔薄白黄腻等症征，除阴虚以外尚挟表、挟湿，因此第二步定性应为阴虚内热、挟表、挟湿。第三步两者合参即可总的定为阴虚肺热，挟表、挟湿。由于患者一开始即以肺病为主，因此第四步亦仍以阴虚肺热为重点。第五步、第六步自亦应以养阴清肺，佐以解表、宣肺、祛痰、平喘为法，目前尚无他脏影响及影响他脏情况，因此第七步暂不考虑。基于上述分析，因此予竹叶石膏汤合小陷胸汤、麻杏石甘汤为主方作治疗，处方是：淡竹叶 12g，生石膏，麦冬 12g，法半夏 12g，南沙参 15g，甘草 6g，大枣 12g，川黄连 6g，全瓜蒌 30g，麻黄 9g，制杏仁 9g。患者服药后，次日体温即由 39.6℃下降为 37.8℃，3 天后即完全下降至正常，但又出现腹泻，考虑此肺移热于大肠之故，原方中再加入葛根黄芩黄连汤，即原方中加入葛根 24g，黄芩 12g。服药后，大便转正常，咳喘胸痛等症状基本消失，改予竹叶石膏汤调理，由于患者除肺炎以外，尚同时患癫痫，加以上次在某医院治疗未彻底，此次反复，患者有顾虑，要求多住几天观察一段，因此于 10 月 16 日始出院，共住院 24 天。出院前复查白细胞 5400/mm^3，中性 56%，胸透部分未完全吸收，但自觉症状完全消失。

例 10：丁某　男性　50 岁　干部　初诊时间：1978 年 1 月 19 日

患者 1977 年 5 月出现肝区疼痛，脘腹胀满，疲乏无力，大便干溏不定，当时在本单位医院检查肝功能，转氨酶 280 单位，麝浊 10 单位，诊断“肝炎”，曾用中西药物治疗，但肝功能一直未恢复正常。1977 年 12 月 30 日复查肝功能，转氨酶为 527 单位，麝浊 20 单位，澳抗阳性，症状亦完全存在，无改善，因此于1978年1月12日来我处门诊。就诊时症状：肝区疼痛，脘腹胀满，矢气多，大便偏溏，小便黄赤，两手曾因外伤作动脉手术，寸口无脉，舌红微青暗、苔部分有剥脱，中心黄腻，诊断乙型迁延性肝炎。辨证论治方面，按七步分析，患者症状表现部位主要在胁下，在脘腹，按照中医理论，胁下属于肝的部位，脘腹部属于脾胃的部位，因此，第一步定位在肝脾。患者临床上表现主要是右胁下痛，脘腹部胀满矢气多，同时体征上表现为舌青暗而红、舌苔剥脱、中心黄腻，小便黄赤，根据中医理论，这些表现均属于阴虚、气滞、血瘀，湿热内蕴，因此第二步定位为阴虚、气滞、血瘀、湿热内蕴。两者合参第三步即可明确定为病在肝脾，证属阴虚、气滞、血瘀、湿热内蕴。分析患者发病经过，系首先出现肝区疼痛，以后才有腹胀、便溏等症状，而且体征上有舌青赤、苔剥脱、中心黄，肝脾之间以肝为主，阴虚与湿热之间，阴虚为主，其疲乏无力、大便偏溏等症状均可以阴虚生热，由热生湿来解释，因此，第四步最后辨证应定位为病在肝，波及脾胃，证属阴虚内热，气滞血瘀，湿热内蕴。第五步，根据上述分析，养肝和胃，清热利湿均应考虑，但从第六步治病求本来说，则重点应在养肝疏肝，其他方面均只能作为辅助。从第七步看，治肝的同时，还必须注意到清肺和清胃的问题，因此，在养肝疏肝的同时，还必须配合清肺清胃。此外，由于肝炎属于传染病，传染病属于中医“疫病”、“温毒”等病的范围，因此，在治疗上亦可同时考虑“解毒”的问题。基于上述分析，因此以自制加味一贯煎合减味三石汤、升麻葛根汤为治，处方是：沙参15g，麦门冬12g，细生地30g，夜交藤30g，金铃子12g，丹参30g，鸡血藤30g，柴胡12g，姜黄12g，薄荷3g，生石膏30g，寒水石30g，滑石30g，升麻24g，葛根24g，赤芍15g，甘草6g，当归12g。嘱每月服20剂，服2天，停1天，服药期间，停止其他任何中西药物。患者服药20剂后，于1978年2月16日复诊，主诉自觉症状显著好转，腹胀矢气明显减轻，大便转调，复查转氨酶下降至正常范围，麝浊下降至8单位。前方升麻量减为15g，余不变，嘱继服20剂。1978年3月30日复诊，自觉症状完全消失，复查肝功能转氨酶正常，麝浊正常，澳抗未复查，前方去升麻、葛根，嘱再服20剂。4月27日复诊，自觉症状消失，纳、眠、便均调，精神好，复查肝功能转氨酶正常，麝浊正常，澳抗已抽血，但尚未报告结果。前方再去生石膏、寒水石、滑石，嘱隔天服药1剂。1978年6月8日复诊，前方服12剂后即停药，停药后大便转秘结，其余尚好。6月3日复查肝功能转氨酶正常，麝浊正常，澳抗转为阴性，因此，前方改为丸剂，调整巩固。乙型迁延性肝炎，基本治愈。

第七讲

对中西医结合病历的要求和书写格式的初步设想

“辨病”与“辨证”相结合进行临床诊断，这是当前绝大多数中西医务工作者的主张，因此中西医结合的病历究竟应该怎样书写？病历内容要求是什么？这是必须相应明确的问题。目前这个问题还很乱，重要原因之一是在如何进行辨证论治的步骤和方法这个问题上认识还不统一。认为如何进行辨证论治的步骤和方法，我个人既如上述，我也想同时提出相应的中西医结合病历书写格式和要求的初步设想，以供大家讨论。

一、中西医结合病历的基本要求

中西医结合病历，既然是中西医结合的，因此其基本要求，就必须是要求这个病历中的内容既要有西医的内容又要有中医的内容，既要能使这份病历成为西医辨病的临床依据，又要能使这份病历成为中医辨证论治的临床依据，使这份病历能充分体现出言必有征，无征不信，充分反映出中医理法方药的一致性。关于西医病历要求，大家都很熟悉，临床书写上也基本一致，我就不准备多讲了。至于中医病历的要求，我认为我在本书第三讲中所引喻嘉言所定的“议病式”就是一个样板。喻氏的这个议病式对病历的书写提出了以下的一些具体项目：就诊时间（某年、某月）、姓名、性别（某人）、年龄（年纪若干）、体型（形之肥瘦长短如何?）、言语声音（声之清浊长短如何?）、外在表情（人之形态喜乐若何?）、发病时间（病始何日?）、治疗经过（初服何药，次后再服何药?）、服药效果（某药稍效，某药不效?）、目前情况（时下昼夜孰重、寒热、孰多？食饮善恶多寡？二便滑涩有无?）、检查所见（脉之三部九候，何候独异？二十四脉何脉独见？何脉兼见?）、辨证定位（依经断为何病?）、辨证定性（其证为内伤？或外感？或兼内外？或不内外?）、定位与定性相参（其标本先后何在?）、治疗方法（汗吐下和寒温补泻何施？其病宜用七方中何方？十剂中何剂？五气中何气？五味中何味？以何汤各名加减和合?）、预后判定（其功效定于何时?）。喻氏所提出的这个“议病式”，是在中医基本理论基础上提出来的，充分体现了中医理法方药的一致性和完整性，也是中医病历书写的基本要求，如果能把现在西医病历书写的基本要求和上述喻氏对议病式的基本要求加以融合起来，我认为这也就是中西医结合病历的基本要求。

二、中西医结合病历的格式

中西医结合病历，我的意见可以以西医病历样式为基础，再加入中医所要求的各方面内容。整个病历书写采取融合形式，不要在病历中把中医西医的内容截然分开，也不要在病历中写出西医检查、中医检查、西医诊断、中医辨证等字样，因为写出这些字样，反而使人看了觉得生硬和别扭。

病历的年月日、姓名、性别、年龄、住址、病历号等，可以按一般规定填写。其余部分仍可按现在西医病历一般格式分为：主诉、现病史、既往史、检查、诊断、治法、处方等七项逐项进行书写。

主诉部分的内容以记录患者主诉症状为主，时间可以由远而近，例如“一周来头痛，头晕，二天来加重”等，不能以病症诊断为主诉，例如“患肝炎1年……”等，记录主诉文字要简练，使人看了一目了然。

现病史部分内容，记录顺序可以分为两个部分。第一部分可按发病时间，发病时主要症状，曾否去医院诊治，如已去医院检查，作过些什么检查？中医说是什么病？如何治疗的？作过些什么处理？服过什么药物？处理后有无反应？效果如何？依次进行记录。第二部分则主要记录目前情况，首先记录病人当日的最突出的症状，其次则可以按“十问”，依次询问病人并作记录。“十问”，是明代张介宾提出来的，原文是：“一问寒热二问汗、三问头身四问便，五问饮食六问胸、七聋八渴须当辨、九因脉色察阴阳、十从气味章神见。”（《景岳全书·十问篇》）由于这个“十问”中有些并不是问的内容，因此我个人改为了“一问寒热二问汗、三问头身四问便、五问饮食六问寝，七问精神八问变、九问经产十问因，逐一问之莫胡乱”等十问。“一问寒热”就是首先询问有无发热或恶寒？问发热时除了问患者体温多少以外，还要问患者自己的感受和发热部位，例如患者自觉阵阵发热、烘热、骨中热、手足心热、心中烦热等等；“二问汗”是问汗的多少、部位、自汗、盗汗等等；“三问头身”，是从头到胸、腹、腰、四肢，特别是要问病症表现的具体部位，要注意到病症部位与十四经脉循行部位的关系；“四问便”是问大小便，要注意到问大小便的形和色，如大便的硬和溏，有无黏液脓血？有无便不尽感？小便混浊与否？通畅与否？颜色如何？“五问饮食”，是问饮水与进食情况，要注意到渴欲饮水或渴而不欲饮水，要注意到饮食多少和喜恶以及不进食后情况；“六问寝”，是问睡眠情况，能睡不能睡？睡时实不实？“七问精神”是问患者的精神状态，精神充沛与否？“八问变”是问精神情志方面有无异常变化，如喜哭善悲，谵语狂妄，多言善怒，不能自已。“九问经产”是对女性患者要问月经、妊娠、生产有无情况；“十问因”是问患者自觉此次发病与什么原因有关，如生气、伤食、中暑、受寒等等。“十问”中的具体内容是很多的，也是很细的，不可能在一个病人身上什么都问，但应该围绕患者的主诉和现病史依次有重点地一一询问并作记录。我之所以特别强调要按“十问”依次询问，因为如无次序则在询问中常常顾此失彼，丢三落四，不利于以后对病历的分析。在“十问”中作记录时，不但要注意到中医方面的特点也要注意到西医方面的特点，例如腹痛患者，在问头身时，既要注意到问他痛时喜按或拒按，喜热或恶热，也要问他疼痛发作与饮食的关系，是饥饿时疼痛，还是进食后疼痛可以缓解，或与饮食关系不大；问大便时既要问大便的溏或否，也要问大便的色和形，是否柏油便等等。这样问法记法，我认为就能把中西医的特点在病历中自然地结合起来。

既往史部分内容，主要是记录患者既往体质情况、发病情况和接触史，体质情况主要记录患者既往体质强弱，如素体脾胃虚弱，饮食稍有不节，即腹泻便溏，或经常容易感冒伤风等等，不能只简单记录发病史及接触史。例如：“既往有肝炎史”或“既往有温病病史”等等。体质情况是中医“辨证论治”的一个重要依据，必须要在病历中反映出来。

体格检查部分内容可以分为四部分进行检查和记

录。第一部分是一般情况，这部分除了记录西医的一般情况如发育营养、神志，及外形所见等常规记录以外，要同时加上中医望神、观形、察色、闻声的观察和记录；第二部分是心肺腹的常规检查记录；第三部分则专记中医的脉象和舌象；第四部分其他需要检查的项目，这一部分我认为不要单列中医四诊如何如何?因为事实上中医的问诊已经纳入病历的现病史及既往史中，这里实际上只有三诊，完全可以混合书写。单列中医望诊、闻诊、切诊如何如何，反觉并不自然。

诊断部分可以分为两部分进行诊断，首先是西医诊断，其次是中医诊断。中医诊断如果能提出病名的可以只提病名诊断，如石淋、消渴、癫疝等等。我不主张用症状作为病名诊断，例如有人用“心悸”、“不寐”、“泄泻”等作为中医病名诊断等等，我认为这样诊断没有什么意义。然后再按病机分析进行病机诊断，这可以按我在前面所提出的辨证论治七步结论诊断即可。例如：“病在肝肾、证属阴虚、气滞、血瘀”等等，按此记录即可，不需要在此大作分析，因为病历分析可以放在另外的地方，无必要在病历上作文章，否则西医诊断也要作一番病历分析，那么这份病历必将长而冗，令人不能卒读，结果是流于形式。

治法部分，主要是针对中医治疗而言的，可以直接按照中医治法，如“疏肝”、“助脾”、“和胃”、“养心”、“利水”、“通淋”等记录即可。但这部分必须与上述诊断完全相应。

处方部分，也主要是针对中医治疗而言的，要求处方一定要有方剂名称，加减变化就明确记录其加减变化情况，例如：用补中益气汤合生脉散；或用丹栀逍遥散去生姜，加夏枯草、茵陈蒿等等。处方必须与治法完全相应，绝对不能治法是补肾、壮阳，而处方则是香砂六君子汤或归脾汤之类。

总而言之，病历中的各个项目我认为应该是彼此相关的。病史和检查为诊断提供了依据，治法完全是在诊断的基础之上提出，而处方又是在治法的指引下所产生，我认为这就叫作“言必有征，无征不信”和“理法方药的一致性”。以上病历格式中所提出的各个项目，不一定合适，但病历要求“理法方药一致性”这一点，从原则上来说，我想应不会有人反对。究竟中西医结合病历如何书写才好，还希望大家来共同讨论，统一认识后才能把它最后定下来。

结束语

我在本书中着重谈了中医学的指导思想，理论基础，辨证论治中“证”字的理解及辨证论治的涵义，特别是着重地谈了我在临床上如何进行辨证论治的设想，提出了辨证论治七步的具体运用问题。之所以特别重点的谈这个问题，是因为我认为这是当前一个十分重要而且迫切需要加以解决的重大问题。对于辨证论治，学术界曾经进行过热烈地讨论，对于辨证论治的涵义也有过比较正确的概括，但是在如何具体进行辨证论治方面讨论不多，因而在如何具体进行辨证论治这个问题上也就长期停留在一个兼收并蓄的阶段上，缺乏统一的要求和具体的方法，因此才形成了当前在辨证论治具体运用上的复杂局面。为了能够更好地继承发扬祖国医药学遗产，为了更好地开展中西医结合，使中医学基本理论更好地具体运用于临床实践，我大胆地提出了前述的辨证论治七步设想并试用之于临床。虽然在实践中上述设想是可行的，但是限于我的水平，主观片面之处在所难免，十分希望大家来共同交换意见，互相补充，统一认识，并逐步形成规定。相信在党的中医政策光辉照耀下，在“双百方针”的指引下，经过大家广泛深入的讨论，一定可以集腋成裘，逐步统一认识，使中国医药学这个伟大的宝库能够得到更好的发掘和整理，在学术上取各家之长，弃各家之短，从而消除宗派门户之见，结束某些学派之间的无谓之争，把中医理论和临床实践结合得更好更紧，使中医的辨证论治能够更系统化和完整化，从而把中医的辨证论治推进到一个新的水平，使中西医结合工作在现有的基础上前进一步。